国家卫生和计划生育委员会"十二五"规划教材

全国中等卫生职业教育教材

供护理、助产专业用　　　　　　　　第3版

护 理 礼 仪

主　编　耿　洁　吴　彬

副主编　郝　茹　宋海燕

编　者（以姓氏笔画为序）

邢世波（山东省莱阳卫生学校）（兼秘书）

吴　彬（广西中医药大学附设中医学校）

宋海燕（广东省东莞卫生学校）

郝　茹（河南省焦作卫生医药学校）（兼秘书）

耿　洁（天津市教育科学研究院）

焦平利（北京市昌平卫生学校）

谭立波（珠海市卫生学校）

U0208000

人民卫生出版社

图书在版编目（CIP）数据

护理礼仪 / 耿洁，吴彬主编 . —3 版 . —北京：人民卫生出版社，2015

ISBN 978-7-117-20747-8

Ⅰ. ①护⋯　Ⅱ. ①耿⋯②吴⋯　Ⅲ. ①护理 – 礼仪 – 医学院校 – 教材　Ⅳ. ①R47

中国版本图书馆 CIP 数据核字（2015）第 117600 号

人卫社官网　www.pmph.com		出版物查询，在线购书
人卫医学网　www.ipmph.com		医学考试辅导，医学数据库服务，医学教育资源，大众健康资讯

护 理 礼 仪

第 3 版

主　　编：耿　洁　吴　彬

出版发行：人民卫生出版社（中继线 010-59780011）

地　　址：北京市朝阳区潘家园南里 19 号

邮　　编：100021

E - mail：pmph @ pmph.com

购书热线：010-59787592　010-59787584　010-65264830

印　　刷：人卫印务（北京）有限公司

经　　销：新华书店

开　　本：787 × 1092　1/16　　印张：13

字　　数：324 千字

版　　次：2003 年 1 月第 1 版　　2015 年 7 月第 3 版
　　　　　2022 年 6 月第 3 版第 11 次印刷（总第 43 次印刷）

标准书号：ISBN 978-7-117-20747-8/R · 20748

定　　价：29.00 元

打击盗版举报电话：010-59787491　　E-mail：WQ @ pmph.com

（凡属印装质量问题请与本社市场营销中心联系退换）

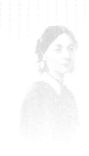

出 版 说 明

为全面贯彻党的十八大和十八届三中、四中全会精神,依据《国务院关于加快发展现代职业教育的决定》要求,更好地服务于现代卫生职业教育快速发展的需要,适应卫生事业改革发展对医药卫生职业人才的需求,贯彻《医药卫生中长期人才发展规划(2011—2020 年)》《现代职业教育体系建设规划(2014—2020 年)》文件精神,人民卫生出版社在教育部、国家卫生和计划生育委员会的领导和支持下,按照教育部颁布的《中等职业学校专业教学标准(试行)》医药卫生类(第一辑)(简称《标准》),由全国卫生职业教育教学指导委员会(简称卫生行指委)直接指导,经过广泛的调研论证,启动了全国中等卫生职业教育第三轮规划教材修订工作。

本轮规划教材修订的原则:①明确人才培养目标。按照《标准》要求,本轮规划教材坚持立德树人,培养职业素养与专业知识、专业技能并重,德智体美全面发展的技能型卫生专门人才。②强化教材体系建设。紧扣《标准》,各专业设置公共基础课(含公共选修课)、专业技能课(含专业核心课、专业方向课、专业选修课);同时,结合专业岗位与执业资格考试需要,充实完善课程与教材体系,使之更加符合现代职业教育体系发展的需要。在此基础上,组织制订了各专业课程教学大纲并附于教材中,方便教学参考。③贯彻现代职教理念。体现"以就业为导向,以能力为本位,以发展技能为核心"的职教理念。理论知识强调"必需、够用";突出技能培养,提倡"做中学、学中做"的理实一体化思想,在教材中编入实训(实践)指导。④重视传统融合创新。人民卫生出版社医药卫生规划教材经过长时间的实践与积累,其中的优良传统在本轮修订中得到了很好的传承。在广泛调研的基础上,修订教材与新编教材在整体上实现了高度融合与衔接。在教材编写中,产教融合、校企合作理念得到了充分贯彻。⑤突出行业规划特性。本轮修订紧紧依靠卫生行指委,充分发挥行业机构与专家对教材的宏观规划与评审把关作用,体现了国家规划教材一贯的标准性、权威性、规范性。⑥提升服务教学能力。本轮教材修订,在主教材中设置了一系列服务教学的拓展模块;此外,教材立体化建设水平进一步提高,根据专业需要开发了配套教材、网络增值服务等,大量与课程相关的内容围绕教材形成便捷的在线数字化教学资源包,为教师提供教学素材支撑,为学生提供学习资源服务,教材的教学服务能力明显增强。

人民卫生出版社作为国家规划教材出版基地,获得了教育部中等职业教育专业技能课教材选题立项 24 个专业的立项选题资格。本轮首批启动了护理、助产、农村医学、药剂、制药技术专业教材修订,其他中职相关专业教材也将根据《标准》颁布情况陆续启动修订。

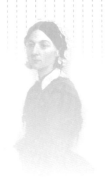

全国卫生职业教育教学指导委员会

全国中等卫生职业教育"十二五"规划教材目录

护理、助产专业

序号	教材名称	版次	课程类别	所供专业	配套教材
1	解剖学基础 *	3	专业核心课	护理、助产	√
2	生理学基础 *	3	专业核心课	护理、助产	
3	药物学基础 *	3	专业核心课	护理、助产	√
4	护理学基础 *	3	专业核心课	护理、助产	√
5	健康评估 *	2	专业核心课	护理、助产	√
6	内科护理 *	3	专业核心课	护理、助产	√
7	外科护理 *	3	专业核心课	护理、助产	√
8	妇产科护理 *	3	专业核心课	护理、助产	√
9	儿科护理 *	3	专业核心课	护理、助产	√
10	老年护理 *	3	老年护理方向	护理、助产	√
11	老年保健	1	老年护理方向	护理、助产	
12	急救护理技术	3	急救护理方向	护理、助产	√
13	重症监护技术	2	急救护理方向	护理、助产	
14	社区护理	3	社区护理方向	护理、助产	√
15	健康教育	1	社区护理方向	护理、助产	
16	解剖学基础 *	3	专业核心课	助产、护理	√
17	生理学基础 *	3	专业核心课	助产、护理	√
18	药物学基础 *	3	专业核心课	助产、护理	√
19	基础护理 *	3	专业核心课	助产、护理	√
20	健康评估 *	2	专业核心课	助产、护理	√
21	母婴护理 *	1	专业核心课	助产、护理	√

续表

序号	教材名称	版次	课程类别	所供专业	配套教材
22	儿童护理 *	1	专业核心课	助产、护理	√
23	成人护理（上册）—内外科护理 *	1	专业核心课	助产、护理	√
24	成人护理（下册）—妇科护理 *	1	专业核心课	助产、护理	√
25	产科学基础 *	3	专业核心课	助产	√
26	助产技术 *	1	专业核心课	助产	√
27	母婴保健	3	母婴保健方向	助产	√
28	遗传与优生	3	母婴保健方向	助产	
29	病理学基础	3	专业技能课	护理、助产	√
30	病原生物与免疫学基础	3	专业技能课	护理、助产	√
31	生物化学基础	3	专业技能课	护理、助产	
32	心理与精神护理	3	专业技能课	护理、助产	
33	护理技术综合实训	2	专业技能课	护理、助产	√
34	护理礼仪	3	专业技能课	护理、助产	
35	人际沟通	3	专业技能课	护理、助产	
36	中医护理	3	专业技能课	护理、助产	
37	五官科护理	3	专业技能课	护理、助产	√
38	营养与膳食	3	专业技能课	护理、助产	
39	护士人文修养	1	专业技能课	护理、助产	
40	护理伦理	1	专业技能课	护理、助产	
41	卫生法律法规	3	专业技能课	护理、助产	
42	护理管理基础	1	专业技能课	护理、助产	

农村医学专业

序号	教材名称	版次	课程类别	配套教材
1	解剖学基础 *	1	专业核心课	
2	生理学基础 *	1	专业核心课	
3	药理学基础 *	1	专业核心课	
4	诊断学基础 *	1	专业核心课	
5	内科疾病防治 *	1	专业核心课	
6	外科疾病防治 *	1	专业核心课	
7	妇产科疾病防治 *	1	专业核心课	
8	儿科疾病防治 *	1	专业核心课	
9	公共卫生学基础 *	1	专业核心课	
10	急救医学基础 *	1	专业核心课	
11	康复医学基础 *	1	专业核心课	
12	病原生物与免疫学基础	1	专业技能课	
13	病理学基础	1	专业技能课	
14	中医药学基础	1	专业技能课	
15	针灸推拿技术	1	专业技能课	
16	常用护理技术	1	专业技能课	
17	农村常用医疗实践技能实训	1	专业技能课	
18	精神病学基础	1	专业技能课	
19	实用卫生法规	1	专业技能课	
20	五官科疾病防治	1	专业技能课	
21	医学心理学基础	1	专业技能课	
22	生物化学基础	1	专业技能课	
23	医学伦理学基础	1	专业技能课	
24	传染病防治	1	专业技能课	

药剂、制药技术专业

序号	教材名称	版次	课程类别	配套教材
1	基础化学 *	1	专业核心课	
2	微生物基础 *	1	专业核心课	
3	实用医学基础 *	1	专业核心课	
4	药事法规 *	1	专业核心课	
5	药物分析技术 *	1	专业核心课	
6	药物制剂技术 *	1	专业技能课	
7	药物化学 *	1	专业技能课	
8	会计基础	1	专业技能课	
9	临床医学概要	1	专业技能课	
10	人体解剖生理学基础	1	专业技能课	
11	天然药物学基础	1	专业技能课	
12	天然药物化学基础	1	专业技能课	
13	药品储存与养护技术	1	专业技能课	
14	中医药基础	1	专业核心课	
15	药店零售与服务技术	1	专业技能课	
16	医药市场营销技术	1	专业技能课	
17	药品调剂技术	1	专业技能课	
18	医院药学概要	1	专业技能课	
19	医药商品基础	1	专业核心课	
20	药理学	1	专业技能课	

注:1. * 为"十二五"职业教育国家规划教材。
　　2. 全套教材配有网络增值服务。

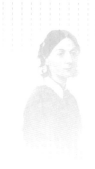

护理专业编写说明

根据教育部的统一部署,全国卫生职业教育教学指导委员会组织全国百余所中等卫生职业教育相关院校,进行了全面、深入、细致的护理专业岗位、教育调查研究工作,制订了护理专业教学标准。标准颁布后,全国卫生行指委全力支持人民卫生出版社规划并出版助产专业国家级规划教材。

本轮教材的特点是:①体现以学生为主体、"三基五性"的教材建设与服务理念:注重融传授知识、培养能力、提高素质为一体,重视培养学生的创新、获取信息及终身学习的能力,注重对学生人文素质的培养,突出教材的启发性。②满足中等卫生职业教育护理专业的培养目标要求:坚持立德树人,面向医疗、卫生、康复和保健机构等,培养从事临床护理、社区护理和健康保健等工作,德智体美全面发展的技能型卫生专业人才。③有机衔接高职高专护理专业教材:在深入研究人卫版三年制高职高专护理专业规划教材的基础上确定了本轮教材的内容及结构,为建立中高职衔接的立交桥奠定基础。④凸显护理专业的特色:体现对"人"的整体护理观、"以病人为中心"的优质护理指导思想;护理内容按照护理程序进行组织,教材内容与工作岗位需求紧密衔接。⑤把握修订与新编的区别:本轮教材是在"十一五"规划教材基础上的完善,因此继承了上版教材的体系和优点,同时注入了新的教材编写理念、创新教材编写结构、更新陈旧的教材内容。⑥整体优化:本套教材注重不同层次之间,不同教材之间的衔接;同时明确整体规划,要求各教材每章或节设"学习目标""工作情景与任务"模块,章末设"思考题或护考模拟"模块,全书末附该课程的实践指导、教学大纲、参考文献等必要的辅助内容。⑦凸显课程个性:各教材根据课程特点选择性地设置"病案分析""知识窗""课堂讨论""边学边练"等模块,50学时以上课程编写特色鲜明的配套学习辅导教材。⑧立体化建设:全套教材创新性地编制了网络增值服务内容,每本教材可凭封底的唯一识别码进入人卫网教育频道(edu.ipmph.com)得到与该课程相关的大量的图片、教学课件、视频、同步练习、推荐阅读等资源,为学生学习和教师教学提供强有力的支撑。⑨与护士执业资格考试紧密接轨:教材内容涵盖所有执业护士考点,且通过章末护考模拟或配套教材的大量习题帮助学生掌握执业护士考试的考点,提高学习效率和效果。

全套教材共29种,供护理、助产专业共用。全套教材将由人民卫生出版社于2015年7月前分两批出版,供全国各中等卫生职业院校使用。

前　言

　　为贯彻落实《国务院关于加快发展职业教育的决定》和教育部关于中等职业学校专业教学标准等文件精神，人民卫生出版社组织编写国家卫生和计划生育委员会"十二五"规划教材和全国中等卫生职业教育教材。为此，《护理礼仪》在第2版的基础上进行第3版的修订和编写。

　　2007年出版的《护理礼仪》第2版改变了以知识传授为主的护理礼仪教学模式，创新了护理礼仪教材的编写形式与内容，教材得到了广大师生的高度评价和充分肯定，引领和推动了职业院校和医院护理礼仪的快速发展。第3版教材修订紧紧围绕职业教育改革发展的新要求、护理职业岗位的新需求，再次对护理礼仪教材进行了创新：

　　第一，以人物为主线，突出以学为主。教材以入校学习护理专业的小欣为人物原型，将小欣学习护理礼仪贯穿到所要学习的内容之中，推进以学生为主体的教学，让学生易学易练易用，让礼仪课堂动起来。

　　第二，以项目为载体，突出过程学习。教材从小欣入校成为一名护生开始，按照护生学习礼仪的过程，采用项目教学法，以"项目-任务-活动"的编排形式，将全书分为"憧憬成为一名护士"、"即将从事护理工作"、"成为一名合格护士"三个项目，完整展现护理礼仪学习的全过程。

　　第三，以任务为导向，突出岗位能力。教材将教学内容安排在七个任务和相关活动中，按照职业岗位的要求，让学生在活动中学会组织讨论交流、制定目标计划、设计方案、实践操作、检查控制、总结演示、评定反馈；学会发现问题、解决问题，培养和提高职业岗位能力。

　　第四，以标准为基点，突出专业礼仪学习的规范性和实践性。教材坚持护理礼仪的实践性和可操作性原则，通过不同场景的照片或漫画等展示礼仪的规范或禁忌，通过工作情景导入、练一练、知识拓展、案例分析、课后任务、边学边练等增强礼仪学习的实践环节，培养护生良好的礼仪习惯与素养。

　　第五，以"照片+漫画"为支撑，突出教材的可读性和可视性。礼仪学习具有很强的感官性，护理礼仪学习仅通过文字描述难以达到理想的教学效果，教材中大量的照片和漫画将礼仪中的表情、动作和行为直观地呈现在学生眼前，让学生学习护士应该"做什么、怎么做"。

　　本书编写得到了中华礼仪文化研究会副会长蔡少惠和广西中医药大学附设中医学校的大力支持，在此表示衷心的感谢。感谢广西中医药大学附设中医学校吴睿老师和西安美术学院何星仪同学为本书作画。

本次教材改版由于编写时间紧张，水平有限，难免存在不足和需改进之处，敬请专家、同行以及广大师生、读者指正。

耿　洁　吴　彬

2015 年 5 月

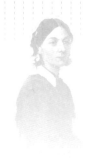

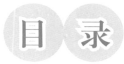

项目一　憧憬成为一名护士——护士基础礼仪

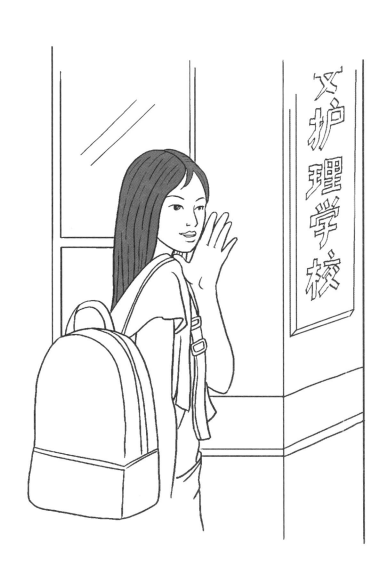

任务一　护士仪表礼仪

　　本章重点是护士仪表礼仪的内容及具体要求;学习难点是根据不同的环境及工作场合恰当设计职业形象;学习过程中应注意始终用礼仪标准规范自己的言行,并将基础礼仪知识灵活运用于具体的工作实践之中。

　　礼仪是一种行为规范,是对生活和工作中的礼貌、礼节及仪态的规范性要求。讲究礼仪是社会生活和谐有序进行、社会文明发展进步的客观需求。护士职业形象的培养有赖于护理礼仪的学习,良好的职业形象不仅体现护士个人的整体素质,也可增进护患关系,促进患者的康复。要塑造良好的护士形象,使护士成为美的载体,除了具备一定的知识以外,还必须具有良好的礼仪素养,表现在护士的仪表、举止、言谈、服饰和交往等方面。仪表是一种文化和修养,也是一种无声的语言。护士仪表是护理职业对护士外部形象的要求,包括护士的容貌、姿态、发型、卫生以及服饰等。

活　　动

　工作情景与任务

导入情景:
　　成为一名白衣天使是小欣从小就有的心愿,今天,她离这个目标更近了一步——她已经是护理专业的一名学生了。当白衣天使的标志——护士工作服刚刚发下来,小欣就迫不及待地穿戴整齐,并邀请同学们给她拍照,那一刻,她觉得自己已经是一名白衣天使了。

工作任务:
　　请认真观察小欣的照片(图1-1～图1-4),分析小欣的仪表的特点。请穿上护士服,为现在的你张拍照,与小欣进行对比,并找出异同。

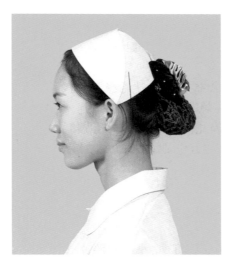

图1-1　小欣照片1

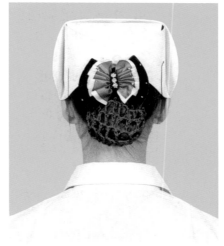

图1-2　小欣照片2

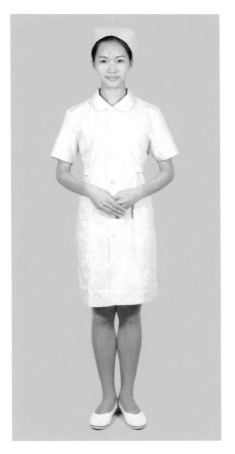

图1-3　小欣照片3

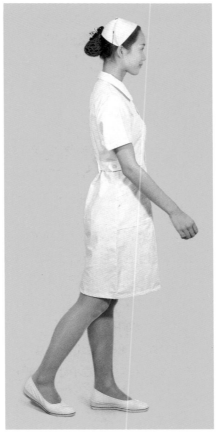

图1-4　小欣照片4

【描述】

这是护理礼仪的第一次课,课前请同学们穿好护士服,戴好护士帽。进入课堂。通过课堂讨论和分析,了解礼仪的基础知识,学习护士穿着、发饰、妆容等的规范。

【分析】

护士仪表是护理职业对护士外部形象的要求,是首先传达给患者感官最直接、最生动的信息,会影响患者对护士乃至医院的整体评价。规范得体的护士职业形象能够传递给患者业务精良、值得信赖的良好印象。因此,护士仪表礼仪是护理专业学习和掌握的基础。护士仪表包括护士的容貌、发型、服饰等内容,在学习过程中要注重个人整体形象,全方位地塑造"白衣天使"的仪表形象。

【物品准备】

准备镜子、护士服、护士帽、发网、眉笔等物品。

【步骤】

1. 观察分析 请同学自由组合,2~4人一组,认真观察小欣的照片,讨论分析小欣的仪表礼仪是否符合护士职业形象的要求。

2. 改进提高 观察你周围穿护士服的同学是否有不恰当的地方? 找一找问题出在哪里? 并提出改进方案。

3. 汇报交流 将学习结果进行汇报交流,展示正确的礼仪规范。

4. 评价反馈 请老师和其他同学评价学习效果。

【时间】

15分钟

【评价】

学习评价表

评价项目	评 价 内 容	小组评价	教师评价
礼仪技能	通过认真观察,能够准确辨别礼仪规范的正误	好 中等 需努力	好 中等 需努力
	在提出改进方案的同时,能够正确演示护士仪表礼仪规范	好 中等 需努力	好 中等 需努力
	能够对其他同学仪表礼仪的正确与否进行正确判断	好 中等 需努力	好 中等 需努力
	注重学习中的沟通礼仪,团队合作融洽	好 中等 需努力	好 中等 需努力
礼仪知识	护士礼仪与职业形象的养成	好 中等 需努力	好 中等 需努力
	学习仪容礼仪	好 中等 需努力	好 中等 需努力
	学习工作服饰礼仪	好 中等 需努力	好 中等 需努力
礼仪态度	态度真诚,注重礼仪习惯的养成	好 中等 需努力	好 中等 需努力
	善于沟通,在学习过程中处处体现良好的礼仪素养	好 中等 需努力	好 中等 需努力
综合评价			
努力方向			

相 关 知 识

礼仪(etiquette)是一种行为规范,是对生活和工作中的礼貌、礼节、仪表、仪态的规范性要求。讲究礼仪是社会生活和谐有序进行、社会文明发展进步的客观需求。现代社会对行业礼仪的要求越来越高,不少行业已把礼仪培训作为职员上岗前的必备条件,医疗卫生行业同样如此,因此护理礼仪教育也成为护理专业学生的必修课。

一、礼仪概述

礼仪是由社会发展形成的约定俗成的交往规范,是社会生活中人们共同遵守的健康礼节和仪式,是文明社会人们彼此交往的基本修养。它指导和协调着个人或团体在社会交往中的言行举止。如果在医院的门诊大厅,穿着得体大方的导医护士面带微笑,主动迎接来诊者,一句"您好,需要我的帮助吗?"的问候语,会使来诊者对医院产生亲切感;如果在病房能听到护士用亲切的语言对患者做健康指导,会让患者感受到护士服务的周到和细致……因此,礼仪不是抽象的概念,不是深奥的理论知识,礼仪体现在每个人的语言和行为中。即使是很简单的一句话,很细小的一个动作,也能反映一个人的礼仪修养。就个人来说,礼仪修养是一个人的思想道德水平、文化修养、交际能力的外在表现;对社会来说,礼仪修养是一个国家社会文明程度、道德风尚和生活习惯的反映。

(一)礼仪的基本概念和分类

礼仪具有丰富的内涵,尽管其含义随着社会的发展越来越宽泛,表述形式多样,但含义的核心是统一的,即礼仪是在人际交往过程中形成并得到共同认可的行为规范、交往程序和准则,是通过尊重、敬意、友好、关心等进行沟通与交流、增进了解、表达心意的一种形式。

1. 礼仪的基本概念 礼仪是对礼貌、礼节、仪表、仪式等的统称。

(1)礼貌:是指人们在交往过程中为表示尊重和友好,通过语言和动作表现出敬意的行为规范,如尊称、主动打招呼、道谢等。礼貌是通过身边的小事体现出来的,一位同学在下楼梯时,与迎面的老师相遇,她主动向老师问好:"老师好!"并请老师先过,这种行为就是礼貌的体现。

(2)礼节:是社会交往中表示尊重、祝贺、问候致意、迎来送往、慰问或哀悼等的惯用形式。社交上,礼节是礼貌在语言、行为、仪态等方面的具体表现形式。如接待来宾时许多国家通行见面握手、献花,还有一些国家可以拥抱、亲吻等,这都属于礼节的具体形式。

(3)仪表:是指人的外在表现,包括容貌、服饰、姿态、风度和个人卫生等。

(4)仪式:是在较为庄重的场合为表示敬意或隆重,举行具有专门程序的规范化的活动,如各种会议、项目的开幕式或闭幕式、颁奖仪式、签字仪式等。

从本质上讲,礼貌是礼仪的基础,礼节、仪表、仪式是礼仪的基本组成部分,礼仪是由一系列具体的、表现礼貌的礼节构成的,它不像礼节一样只是一种做法,而是一个表示礼貌的系统、完整的过程,在层次上高于礼貌、礼节,其内涵更深、更广。礼仪的完整含义应该包括四个方面:第一,礼仪是一种行为准则或规范;第二,礼仪受文化传统、风俗习惯、宗教信仰以及时代潮流的直接影响;第三,礼仪是个人学识修养、品质的外在表现;第四,礼仪的目的是通过社交各方的相互尊重,达到人际关系的和谐状态。

知识拓展

礼 仪 释 义

在中文里,最早的"礼"和"仪"是分开使用的,"礼"主要有三种意思:一是指政治制度,二是礼貌、礼节,三是指礼物;"仪"也有三种意思:一是指容貌和外表,二是指仪式和礼节,三是指准则和法度。将"礼"和"仪"连用最早出现在《诗经·小雅·楚茨》中:"为宾为客,献酬交错,礼仪卒度。"

在英文词典里可以找出几个相同的词义:一为 courtesy,即礼貌,泛指一般客气的仪态;二为 etiquette,意为交际应对的酬谢礼节;三为 protocol,意为礼规、礼仪等。今天所说的礼仪更侧重于"etiquette",其原意是指法庭上用的一种"通行证",它上面记载着进入法庭时应遵守的事项。后来,其他各种公众场合也都制定了相应的行为规范,这些规范由繁而简,构成系统,并演变成了"人际交往的通行证",逐渐形成了公认的、也是人们愿意自觉遵守的国际礼节。"etiquette"有三种含义:一是指谦恭有礼的言谈举止,二是指教养和规矩,也就是礼节,三是指仪式、典礼、习俗等。

2. 礼仪的分类　礼仪按照行业划分为行业礼仪和非行业礼仪。行业礼仪,也称职业礼仪,如政务礼仪、商务礼仪、服务礼仪等;非行业礼仪,如社交礼仪和国际礼仪等。护理礼仪属于行业礼仪,是一种特定职业的职业礼仪,指的是护士在工作岗位上所应当遵守的行为规范。

(1) 政务礼仪(government affairs etiquette):也称国家公务员礼仪,是国家公务员在执行国家公务时所应当遵守的礼仪。

(2) 商务礼仪(business etiquette):是公司、企业的从业人员以及其他一切从事经济活动的人士在经济来往中所应当遵守的礼仪。

(3) 服务礼仪(service etiquette):是各类服务行业的从业人员在自己的岗位上所应当遵守的礼仪。

(4) 社交礼仪(social etiquette):也称交际礼仪,是社会各界人士在一般性交际应酬之中所应遵守的礼仪。

(5) 国际礼仪(foreign etiquette):也称涉外礼仪,是人们在国际交往中,在同外国人打交道时所应遵守的礼仪。

(二) 礼仪的原则和作用

1. 礼仪的原则

(1) 遵守的原则:在交际活动中,每一位参与者不论其职位高低、财富多少,都必须自觉自愿地遵守礼仪规则,以礼仪规范自己的言行举止。任何人都有自觉遵守礼仪、应用礼仪的义务,否则将会受到公众的指责。

(2) 自律的原则:古人云:"己所不欲,勿施于人。"礼仪规范由"对待他人的做法"和"对待自己的要求"两部分组成,其中最重要的就是对自我的要求,即运用中需要重视自我要求、自我约束、自我控制、自我检点、自我对照和自我反省,对待个人的要求是礼仪的基础和出发点。如果不能律己,只会律人,不讲慎独与克己,遵守礼仪就无从谈起。只有每个人都按照要求严格规范自己的言行,人与人之间的交往才会和谐顺利。

(3) 敬人的原则:即与人交际活动中的互相谦让、互相尊敬、友好相待、和睦相处。要把对交往对象的尊重、尊敬和友好放在首位,要做到敬人之心常存,不可伤害他人的尊严,更不能侮辱对方的人格。尊敬是相互的,你尊重别人,别人才会尊重你。

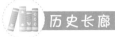 **历史长廊**

敬人者人恒敬之

1985年9月20日,邓小平同志来到人民大会堂的会见大厅,准备会见新加坡时任总理李光耀。邓小平有抽烟的习惯,可是,这一次却未掏烟点烟,工作人员把香烟递过来时,他断然地说:"烟,今天不吸了。"旁边的人惊奇地问:"今天为什么宣布不吸烟了?"邓小平说:"李光耀总理闻不得烟味儿的。"原来1978年邓小平访问新加坡时,拜会李光耀总理和李光耀总理回拜时,李光耀总理都没有抽烟,这件事,邓小平一直记忆犹新,所以这一次作为主人会见李光耀,邓小平主动不抽烟了,这正是出于对客人的尊重。

(4) 宽容的原则:即在人的交往活动中多容忍、体谅他人、严于律己、宽以待人,不应求全责备、斤斤计较、过分苛求、咄咄逼人。要有容人之短、海纳百川的胸襟与度量,"水至清则无鱼,人至察则无徒",不必强求他人与自己完全保持一致,给对方以个人行为和自我判断的自由,即是尊重对方的一种具体表现。学会虚心地接受别人的批评意见,即使批评错了,也要认真倾听,只要不是出于恶意,就应以宽容大度的姿态对待,有则改之,无则加勉。

(5) 平等的原则:平等是礼仪的核心,对人应以诚相待,一视同仁,给予同等礼遇,不因地位高低、财富多少、国籍种族不同以及与自己关系的亲疏远近而不同。

 历史长廊

以 诚 相 待

1959年,毛泽东同志回湖南老家时,特地邀请一些亲友长辈一起吃饭。吃饭时,毛泽东说:"今天,我给诸位敬酒!"老人们说:"主席敬酒,岂敢岂敢!"主席回答说:"敬老尊贤,应当应当!"说着给老人们一一斟酒。毛泽东同志对待自己的老师也是很尊敬的。徐特立同志曾在湖南第一师范从事教育工作,做过毛泽东的老师。二十年以后,在延安,当徐特立六十岁生日时,毛泽东特地写信向他祝贺,说:"你是我二十年前的先生,你现在仍然是我的先生,将来必定还是我的先生……"

(6) 从俗的原则:人际交往中因国情、民俗、文化背景差异存在着"十里不同风、百里不同俗"的现象,礼仪与各民族的风俗习惯、宗教信仰等有很大关系。礼仪交往要求人们尊重对方,入乡随俗,入境问禁,而不能妄自尊大,自以为是或简单否定其他民族和国家习俗。

(7) 真诚的原则:指在运用礼仪时务必待人真诚、言行一致、表里如一,使交往的对方理解和接受你的真诚。不能口是心非、言行不一,更不能阳奉阴违,当面一套,背后一套。

(8) 适度的原则:为了保证礼仪沟通的实效,应注意掌握技巧,合乎规范,把握分寸,适度得体。既要彬彬有礼,又不能低三下四;既要热情大方,又不能轻浮谄谀;既要诚挚友好,又不能虚伪客套;既要坦率真诚,又不能言过其实;既要优雅得体,又不能夸张造作;既要尊重习俗,又不能粗俗无礼。

2. 礼仪的作用 在社交活动中,人们能否懂得并熟练运用得体的礼仪,是一个人所受教育程度的体现,是一个人内在素质的表现,也是一个人道德水准高低的标尺。每个人都渴望成功,都期待自己的事业有成,那么,必须学好并运用现代礼仪知识,来赢得人们的认可。

(1)提高自身修养:对个人来讲,礼仪是一个人思想水平、文化修养、交际能力的外在表现,是衡量一个人文明程度的准绳。可以说礼仪就是教养,有教养才能表现文明。学习和运用礼仪,不仅可以提高个人的修养,更可以提高个人的文明程度。

(2)塑造美的形象:学习和运用礼仪,可以规范地设计和维护个人形象,充分地展示个人的良好修养与优雅风度,对自身起着美化的作用,当每一个人都能够重视美化自身,都能够以礼待人时,人和人之间将变得更加和睦,生活将变得更加温馨,这时美化自身会发展为美化生活。

(3)改善人际关系:学习和运用礼仪,不仅可以使个人在交际活动中充满自信,胸有成竹,处事不惊,更能够帮助人们规范彼此的交际行为,更好地向交往对象表达自己的尊重、敬佩、友好与友善,增进人与人之间的了解与信任。如果每个人都能够正确地运用礼仪,必将促进社会交往的进一步发展,帮助人们更好地取得交际的成功,进而造就和谐、宽松的人际关系。

(4)创建精神文明:对社会来讲,礼仪是精神文明建设的重要组成部分,是社会文明程度、道德境界和生活习俗的反映。每个人遵守礼仪,运用礼仪,将有助于社会风气的净化、精神品位的提升,从而推进社会主义精神文明的建设。

总之,礼仪是一张交际名片,可以帮助我们规范言谈举止,学会待人接物,塑造良好形象,赢得社会尊重;礼仪是一张创造幸福生活的通行证,可以帮助我们架设友谊的桥梁,通向成功之路。因此,注重礼仪是每个人立足社会、成就事业和打造美好人生的重要条件。

(三)护理礼仪与职业形象培养

护理礼仪(nursing etiquette)是一种专业文化模式,是研究护理工作中交往艺术的学问,护理礼仪除具有一般礼仪的基本特点外,还具有护理专业的文化特性,护理礼仪在适用对象、适用范围上存在显著的专业特征,是护理专业的行为规范,用以指导和协调护理行为过程。护士职业形象的培养有赖于护理礼仪的学习,良好的职业形象不仅体现护士个人的整体素质,也可增进护患关系,促进患者的康复。要塑造良好的护士形象,使护士成为美的载体,除了具备一定的知识以外,还必须具有良好的礼仪素养,表现在护士的仪表、举止、言谈、服饰和交往等方面。

1. 护理礼仪的特征

(1)规范性:护理礼仪是护理人员必须遵守的行为规范,是在相关法律、规章、制度、守则的基础上,对护理人员的待人接物、律己敬人、行为举止等方面规定的模式或标准。例如不少国家对护士的着装有统一规定,工作时必须戴帽,穿护士服和护士鞋等。

(2)强制性:护理礼仪中的各项内容是基于法律、规章、守则和原则基础上的,对护理人员具有一定的约束力和强制性。

(3)综合性:护理礼仪作为一种专业文化,是护理服务科学性与艺术性的统一,是人文与科技的结合,是伦理学与美学的结合。在护理活动中体现出护士的科学态度、人文精神和文化内涵。

(4)适应性:护理礼仪的适应性是指护士对不同的服务对象或不同文化的礼仪具有适应的能力。随着国际间的友好往来增多,护理工作面对的患者其信仰、风俗、文化等各方面都有所不同,护士要在工作中尊重患者的信仰、文化、习俗,并在交流、接触、调整中相互融合适应。

(5)可行性：护理礼仪要运用于护理实践中，应注重礼仪的有效性和可行性，要得到护理对象的认同和接受。

2. 护理礼仪的作用　在现代整体护理工作中，加强护理礼仪的培养，已经成为提高护士综合素质的一个重要内容。护理礼仪不仅体现在护士的仪表和精神状态上，更深层地反映在护士的思想素质、道德品质、敬业精神和自身修养上。

(1)有助于护士个人形象的塑造：护士的形象是护士在与服务对象相互接触的过程中形成的。护理礼仪有助于塑造良好的护士个人形象，要求护士用礼仪的标准规范自己的言行。从表面上看，护理礼仪中只是一种职业行为，但实际上却具有非常丰富的文化内涵，是人的全部文化修养的外在体现，既反映了护士职业"以人为本，关爱生命"的原则，又体现出对他人的尊敬、友好，表现出护士良好的个人修养。

(2)有助于职业形象的塑造：护理礼仪是职业的要求，是树立护理职业形象、促进护理事业不断发展的重要条件。尊重自己的服务对象，讲究职业礼仪，将有助于提高医院在社会公众心目中的地位和声誉。而护士个人在工作场所的言谈举止、衣着服饰，已不再是单纯的个人行为，而与所在医院的利益紧密联系，甚至影响到社会对护士职业的评价，影响到护士在社会中的地位。

(3)有助于密切护患关系：护士的形象与言谈举止、音容笑貌都可能对服务对象产生直接或间接的影响，从而影响护理效果。在接待患者时，护士端庄的仪表、规范的操作、文雅的举止、得体的言语会给患者留下良好的印象，得到患者更多的配合和支持。在交谈中使用礼貌性语言，针对患者的具体问题，予以安抚，使患者得到心理上的满足和慰藉，使护患双方产生情感上的共鸣，从而密切了护患关系。

(4)有助于医护关系的融洽：医护工作是互相衔接、共同完成疾病治疗，并以促进患者康复为最终目的的工作。同事之间一句问候、一个微笑、一句关切的话语，可以拉近彼此的距离，形成愉悦的工作环境。工作中仪容整洁、精神饱满、行动干练，可争取他人的信任，利于彼此的协作。

3. 护士职业形象的培养　最早对护士职业形象提出要求的是南丁格尔，她把护理视为"艺术"，指出"护士必须区别护理患者与护理疾病之间的差别，着眼于整体的艺术。"护士的基本职责是保护生命、减轻病痛和促进康复。在实际工作中，护理工作比医生的工作更为广泛，治疗、观察、照料工作的大部分是由护士直接实施或在护士的参与下完成的，护士对患者的情况最了解、最熟悉，对患者的影响也最广泛、最持久。我国已故著名外科学家黄家驷教授曾说："护士和患者的接触比医生要多得多，病情觉察得比医生要早，患者有什么话，时常很早对护士说，因此，患者健康的恢复对护理的依赖丝毫不低于医生。"护理工作的这些特点对护士的职业形象提出了较高的要求，要求护士不仅要熟练掌握护理技术，还要不断提高自身的文化知识，重视自己的礼仪修养、个性修养、心理素质的培养，通过大方得体的仪表、优雅适度的举止、亲切感人的语言、良好的交流沟通方式，赢得服务对象的信赖，塑造护士良好的职业形象。

(1)掌握扎实的专业知识和技能、丰富的科学文化知识：扎实的专业知识和技能是护士职业形象培养的基础，是护理工作顺利进行的保证，是护士树立职业形象要做到的第一步。丰富的科学文化知识，可以拓展视野，开阔思路，有助于培养护士科学的思维方法，为良好职业形象的培养提供条件。

（2）加强道德品质培养，注重礼仪和个性修养：道德品质是一个人的内在素质，优秀的道德品质能让一个人获得人格上的赞誉，产生自身独特的魅力。礼仪修养和道德修养是密不可分的，礼仪是社会道德的一种载体，一个人礼仪修养水平的高低，是受其道德修养水平制约的，有德才会有礼，无德必定无礼，修礼必先修德。个性是一个人气质、性格和能力的综合体现，同样反映一个人的内在素质，个性修养需要经过长期的努力，在职业环境中熏陶和潜移默化，形成完善的自我。护士职业的特殊性要求护士必须培养出一种富有爱心、耐心、细心和责任心的完美个性。因此，只有加强道德品质的培养、礼仪和个性修养，才能树立良好的职业形象。

（3）锻炼意志品质，提高心理素质：要把遵循职业行为规范转化为自觉的行动，需要长期坚持，职业形象的树立和培养不是一朝一夕的事，会受各种因素的干扰，如自身情绪、他人和外界的影响等，没有意志品质是难以做到的。意志品质的锻炼又需要具有良好的心理素质，保持积极健康的心态。没有积极健康的心态，在服务患者时很难表现出主动热情，也不可能做到彬彬有礼。

（4）提高认识，明确定位：提高认识是一个内化的过程，是树立职业形象的起点，也是实现礼仪修养的前提。护士职业的定位，是个人对护理工作的认识和再认识，这一过程决定了护士对其身份的认同，能使自己的行为与职业规范的要求和他人、社会的期望相符合。坚持知和行的统一。要通过训练和参加实践，运用并掌握职业形象培养中的各种要素，虚心向榜样学习，不断完善自我，培养良好的职业形象。

二、护士仪容礼仪

仪容（appearance），一般是指人的外貌或容貌。在仪表礼仪中，仪容占有十分重要的位置。古人说"慧于中而秀于外"，就是反映一个涵养好文化高的人，要注重自身仪容的修饰。护士仪容（the appearance of nurse）是传达给患者感官最直接、最生动的第一信息，影响着患者对护士乃至医院的整体评价，在一定程度上带有社会化、宽泛化、职业化的内涵。

（一）头面修饰

头面仪容是个体仪容的焦点，是指由面容、发式构成的外观容貌。护士在修饰头面仪容时，要遵循整洁简约、大方得体的基本原则。

1. 面部仪容　护士每天都要与患者进行面对面的近距离接触。因此，整洁、干净的面部仪容是护士职业最基本的礼仪要求。面部仪容是指护士在护理过程中所应有的由面容、发式构成的外观容貌。当一位护士容光焕发地出现在患者面前时，虽然她要传递的实体信息尚未发出，但患者已从见到的仪容上感知到了重视和尊重。面部仪容包括仪容自然美、仪容修饰美、仪容内在美三个方面。忽视其中任何一方面，都会影响仪容整体美。仪容的内在美是最高境界，仪容的自然美是人的心愿，而仪容的修饰美则是仪容礼仪关注的重点。俗话说"各人一个相，人人不一样"，就是说人的面容受遗传等先天因素的影响，差异较大。天生丽质当然在人体美上占一定的优势，但后天的修饰和培养也是仪容的关键。见图1-5。

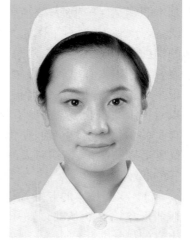

图1-5　护士的面部仪容

面部仪容有以下四个方面的要求：

（1）注意卫生与修饰：卫生是护士仪容礼仪的要素之一。护士要讲究卫生，个人面容必须注意清洁，养成勤洗脸、刷牙、洗澡、洗发的卫生习惯，经常清除眼角、耳、鼻等处的分泌物。不要留长指甲，禁止涂指甲油，不要涂抹过浓的香水，以免引起患者的反感和不良反应。护士上班前应不吃葱、蒜、韭菜或腐乳、酒之类的食品，如果已经食用，可咀嚼茶叶或口香糖以除异味。常言道："三分容貌，七分打扮。"护士要适度修饰打扮，发型和面容要根据职业的要求和脸型的特点来修饰。护士的头发要长短适中，可因性别、年龄、身高、体型而异。护士的面容化妆应自然得体，上班时，"淡扫娥眉"即可掩饰某些缺陷，又可令人精神振奋，让人感到充满活力。

（2）注重整体效应：护士面部仪容要强调整体形象效果。护士洁净的皮肤、端正的五官、优美的线条、精美的饰物，都能增添几分秀色。然而面部仪容不仅仅局限于此，应该是多方面因素的和谐统一，避免过分突出某一部分，而破坏整体的和谐。相反，一味追求面面俱到或不顾自身的特点去模仿他人，就会"东施效颦"变得俗不可耐。因此，面部仪容应是和谐、统一的整体美。

（3）注意营养与锻炼：食物营养是健康的物质基础，合理的营养有助于身体各器官的生长发育。长期坚持锻炼可促进新陈代谢，充分利用摄入的营养，提高身体素质，是保持健康自然美的最基本条件。

（4）注重外在美与心灵美的统一：护士面部仪容不仅强调外在美，还强调内在美，护士应注重提高个人的内在素质。如果缺乏文明礼貌、知识才华、文化修养，所有外在的容颜、服饰、打扮、行为都会显得矫揉造作，缺少精神支撑。

2. 头发　护理人员的头发要清洁卫生，发型不应过分追求时尚前卫。在工作场合，要穿护士服和戴护士帽，头发用发盘、发髻、发网或发卡固定好。男护士应注意前发不附额，侧发不掩耳，后发不及领；女护士头发前不过眉，后不过领，侧不过耳；短发者侧发不要超过耳下 3cm，否则也应盘起或使用网罩，见图 1-6~ 图 1-9。

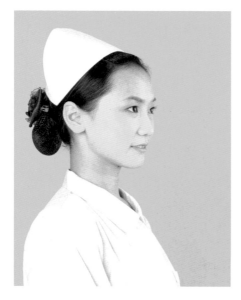
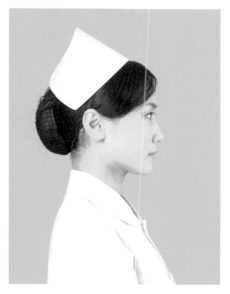

图 1-6　护士头发整理 1　　　　　图 1-7　护士头发整理 2

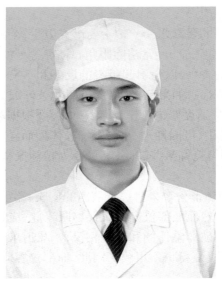
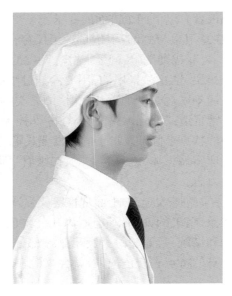

图 1-8　护士头发整理 3　　　　　　　图 1-9　护士头发整理 4

　　3. 妆面　护士在工作场合提倡淡妆上岗,恰当的妆面能够扬长避短,体现高雅品位,增加个人魅力。护士妆属于职业妆的范畴,妆面应因人而异,既要美观靓丽,整体协调,又要自然真实,适宜得体,见图 1-10。

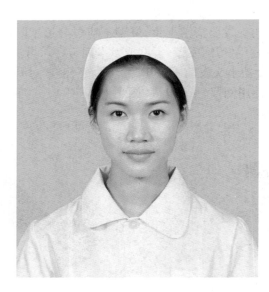

图 1-10　护士妆面效果图

练一练

　　参考下列化妆步骤,给自己做一个护士职业妆:
　　(1) 修眉:利用眉刀、眉剪、眉镊等修眉工具,根据自己的脸型选择恰当的眉形,修剪多余眉毛,使眉形清晰流畅。

（2）洁面和护肤：用合适的面部清洁产品彻底清洁面部皮肤，擦干后涂敷化妆水及护肤品，保护皮肤，便于上妆。

（3）涂粉底：选择与肤色相近的粉底颜色，使用海绵或手指，采用点、按、抹、压的手法，均匀地将粉底涂敷于整个面部，眼周、鼻翼、嘴角等表情丰富的部位要适当薄涂，以免脱妆。涂敷时注意下颌部和颈部的衔接，不要出现明显的界限和色差。

（4）定妆：用粉扑沾取适量散粉轻按面部，并扫去多余的散粉，防止粉底脱落，减少面部的油光感。中性皮肤和干性皮肤者本步骤可省略。

（5）画眉：选择与眉毛颜色接近的眉笔，顺着眉毛的生长方向，一根一根地描画出合适的眉形。注意突出眉毛的立体形状，眉头最低最粗，颜色最浅淡；眉峰位于整条眉毛的外 2/3 处，位置最高，颜色最深；眉尾最细，不能低于眉头。整个眉毛线条要流畅，左右要对称。

（6）眼部化妆：护士的眼部化妆要尽量简洁自然，不应浓妆艳抹，过度修饰。眼影颜色尽量选择棕色、深灰色等自然柔和的色系，尽量不使用柠檬黄、湖蓝、橙色、绿色等色彩艳丽、饱和度较高的颜色。涂抹时使用眼影刷，沿睫毛根部向上涂抹，体现出由深到浅的晕染效果。范围尽量控制在双眼皮褶皱线内侧，避免范围过大的烟熏妆。眼线以不画为宜，或者仅仅沿着睫毛根部画出纤细的上眼线即可，避免过长过宽的眼线。睫毛的修饰以略微涂抹睫毛膏为宜，工作场合不应使用假睫毛。

（7）晕染腮红：选择合适的腮红颜色，用腮红刷沾取适量腮红，根据脸型适量晕染。长脸型的人从颧骨向发际线横向晕染，宽脸型的人从颧骨向发际线斜向上晕染。除了皮肤苍白者必须晕染腮红之外，其他人可以省略此步骤。

（8）画唇：根据眼影颜色及腮红颜色选择与之搭配的唇膏色，用唇刷均匀地涂抹整个唇部，注意轮廓突出，左右对称。唇色较好的人也可不用唇膏，仅用唇彩增加唇部光泽即可。

（9）检查妆面：与镜子保持 1m 左右的距离，观察妆面的整体效果，检查妆面颜色是否搭配恰当，左右是否对称，有无过浓或瑕疵，并进行调整与修饰，使整个妆面呈现出较为理想的效果。

（二）面部表情

表情是人的思想感情和内在情绪的外露，也是护士与患者相互交流的重要形式之一。护士面部表情应体现自信、亲切、沉稳的特征，给患者安全信赖感，使患者感受到情感的美好，有利于建立良好的护患关系。构成表情的主要因素是目光和微笑。

1. 目光　眼睛是心灵的窗户，目光是面部表情的核心。人在各种感觉器官接收的信息总量里，眼睛接收的信息占大部分。在各种礼仪中，目光运用得适当与否，直接影响表情，一双眼睛能传达喜、怒、哀、乐等不同的情感，是其他举止无法比拟的。见图 1-11~ 图 1-16。

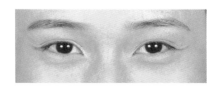

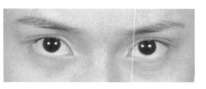

图 1-11　护士眼部特写（喜悦）　　　　图 1-12　护士眼部特写（愤怒）

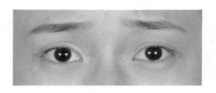

图 1-13 护士眼部特写（悲伤）

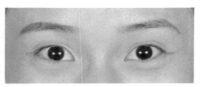

图 1-14 护士眼部特写（惊讶）

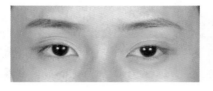

图 1-15 护士眼部特写（轻蔑）

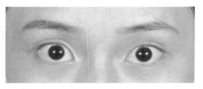

图 1-16 护士眼部特写（恐惧）

护士与患者进行交流时，目光的交流总是处于最重要的位置。交流过程中，护士要不断地运用目光表达自己的意愿、情感，还要适当地观察患者的目光。

（1）注视部位：护士在与患者交往中，其目光注视部位要根据双方距离的远近以及工作内容而定。当问候对方、听取诉说、征求意见、强调要点、表示诚意、向人道贺或与人道别时，应注视对方双眼以示尊重，但也需避免长时间注视所带来的压迫感。

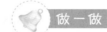

做一做

与你周围的同学相互对视，试着用目光表达喜悦、厌烦、吃惊、生气等心情，并相互描述自己的感受。

在接待患者或与患者长时间交谈时可以将对方的整个面部作为注视区域，并避免目光长时间停留在一处。

双方相距较远时，可将对方全身作为注视点。一般情况下，头顶、胸部、裆部与腿部不应作为注视点。

（2）注视时间：注视时间往往代表着重视的程度。表示友好时，注视对方的时间应占全部相处时间的 1/3 以上。

表示重视时，如听报告、请教问题，或为患者进行入院评估时，注视对方的时间应占全部相处时间的 2/3 左右，以示关注。

目光注视时间不到相处时间的 1/3 时表示轻视或不感兴趣，不易赢得对方的信任。

（3）注视角度：接待患者或家属时可使用正视，以示尊重。与对方交谈时可使用平视，以示平等。在为患者进行各项护理操作时常用俯视，以示关心和爱护。

此外，护士在正确运用目光的同时，还要时刻观察对方目光的含义，分析其内心活动和意向，及时调整自己的目光表情和谈话内容，以便顺利开展工作。见图 1-17 和图 1-18。

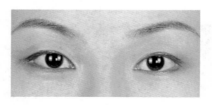

图 1-17 目光 1

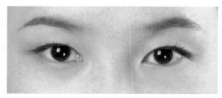

图 1-18 目光 2

2. 微笑 人最美的表情是什么？是微笑。微笑是人际交往中的一种润滑剂,自然真诚的微笑具有多方面的魅力,它虽然无声,却可以表达出高兴、同意、赞许、同情等许多信息。微笑时不牵动鼻子、不发出声音,面部肌肉放松,双眉稍稍上扬,自然舒展,嘴角微微抿起,嘴唇略呈弧形,使人如沐春风。见图 1-19 和图 1-20。

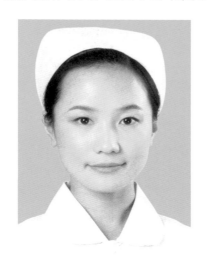

图 1-19 护士微笑 1

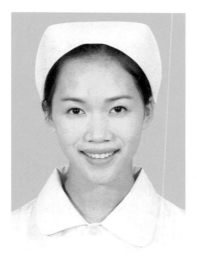

图 1-20 护士微笑 2

🔍 知识拓展

一般而言,笑按程度不同可以分为以下 5 种:

(1) 含笑:属于程度最浅的笑,不露齿、不出声,仅是面带笑意,是待人友善、容纳他人的表情。

(2) 微笑:属于比含笑较深的笑,两边嘴角部位明显上弯,不发声,稍呈弧状。微笑是笑容里最自然、最大方、最真诚、适用范围最广泛的表情。

(3) 轻笑:属于比微笑较深的笑,嘴唇微微张开,上齿有所显露,依然未发出声音。多使用于会见亲友、遇上喜庆表示愉快、欣喜的时候。

(4) 浅笑:属于轻笑的一种特殊情形,浅笑时下唇大多被含于牙齿之中。常见于年轻女性出现害羞之时。

(5) 大笑:属于比浅笑较深的笑,两嘴唇张开,弧形较大,上下牙齿大部显露,口中发出笑声。通常表现于尽情高兴、欢乐开怀的时刻。对此,护士在工作时要视环境和对象的差异而加以灵活运用,以达到最满意的效果。

🌐 练一练

咬筷子练习法:对镜子练习,用门牙轻轻地咬住木筷子,把嘴角对准木筷子,两嘴角翘起,连接嘴唇两端的线要与木筷子在同一水平线上,保持这种状态 10 秒钟后,轻轻拔出木筷子,维持原状态。

e 字微笑练习法:每天早晨起床后,对着镜子发英文字母"e"音。

研究显示,护士微笑能为患者创造出一种倍感轻松的氛围。从心理角度来看,护士的微笑是积极、乐观的一种表情,可以感染患者的情绪,让患者体验微笑服务;可以调节患者的情绪,改变患者的处世态度;可以让患者产生愉快,感悟温馨,创造出一种和谐融洽的病房气氛,在一定程度上驱散患者的烦恼和忧郁。即使是面对濒危患者,护士的微笑也比冷面无情更能体现对其临终的人文关怀。

从护患关系来看,微笑可消除双方隔阂。在通常情况下,当护士与患者产生纠葛时,若能以微笑面对患者,往往可以消除误会,用文明的方式解决矛盾。"一笑泯怨仇",化干戈为玉帛。从护理的效果来看,微笑是护患交往中的催化剂。护士在工作中若能从微笑开始,用微笑护理,以微笑结束,必然会获得患者的满意,从而得到良好的护理效果。

做一做

面对镜子,看看自己微笑的面容,试着感受一下不同程度的微笑。

微笑服务中要注意以下几个方面:

第一,微笑要掌握要领。有人说,微笑是女性最好的"化妆品"。究竟怎样运用好微笑,以营造和谐温馨、亲切融洽的医院氛围? 掌握微笑的要领就十分重要。微笑要表情轻松愉快,面露喜悦之色;目光应柔和发亮,双眼略为睁大。额部肌肉收缩,使眉位提高,眉头舒展自然,眉毛微微上扬而成弯月形;嘴角两侧面颊上的肌肉收缩,并稍为提升拉高,使面部肌肉看上去出现小酒窝儿而显露笑意。唇形稍微弯曲,嘴角上提,双唇自然闭合,不露牙齿。同时要自觉控制发声系统,不让笑声发出。微笑的口诀是:"两颊上提,扬起,嘴角向上,唇未闭。"

第二,微笑要自然真诚。护士的微笑应当"发乎情,出乎心",体现美好的心灵,蕴涵丰富的情感,透出内心的纯真,是自然大方的流露,是真诚友善的传递。护士的微笑不允许丝毫的"作秀"和外加的"包装",只有用"诚心"托起的微笑才会得到患者和家属的信任与敬重,才能建立和谐的护患关系。此外,护士在上班时一定要学会处理因个人恩怨、家庭琐事、工作矛盾引发的不良情绪,应有一定的克制力和忍耐力,学会消除不良情绪的方法,"内心喜怒不形于色",忘掉一切烦恼,在岗位上快速融入自己所胜任的角色,微笑地面对患者,积极满足患者的身心需求,让发自心灵的微笑更真诚、更有魅力。

第三,微笑要统一协调。护士微笑时,应当是眉、眼、鼻、口、齿以及面部肌肉和声音各部位的综合运动,在口形运动的同时,各部位相互协调、到位和谐。否则,就会笑得十分勉强、做作、虚假,甚至出现失真的、毫无价值、毫无美感的"笑"。

第四,微笑要注意适度。任何事物都有"度"。虽说微笑是一种极富魅力的非语言信息,但护士的微笑也应适度,应当善于把握而不能随意滥用。因为不合时宜的笑容,可以引起误解,有时还会适得其反。例如,面带微笑告诉患者家属一个不幸消息时,就会有幸灾乐祸的嫌疑,看着残疾患者困难地行动而面带微笑时,就会严重伤害他们的自尊和情感。因此,微笑要符合场合与环境,符合当时情境下人的心态,恰当地用微笑表达情感。

做一做

试着用微笑对待学习和生活。早上起来给自己一个微笑,给见到的同学和老师一个微笑,坚持下来,看看有什么效果? 找一找你周围哪位同学的微笑最动人?

第五,注意笑的禁忌。在日常生活中,笑的种类很多。护士在工作时不能出现以下失礼、失仪的笑:矫情造作的假笑、幸灾乐祸的暗笑、话中带刺的讥笑、贬低他人的嘲笑、阿谀奉承的媚笑、引起敌意的冷笑、看人出洋相的窃笑、不怀好意的狞笑、心存诡计的奸笑、不三不四的怪笑等。

三、护士工作服饰礼仪

护理工作独特的艺术美是通过护士良好的职业形象来实现的,规范的着装能够充分展示出护士饱满的精神面貌和积极向上的职业素养。护士上岗必须自觉地穿工作装,包括帽子、衣裤、口罩、袜子、护士鞋等。

🔍 **知识拓展**

护士服装源于公元 9 世纪,那时,已有"修女应穿统一服装,且应有面罩"(后改为帽子)的规定。如今的护士帽由此演变而来。

真正的护士服始于 19 世纪 60 年代,南丁格尔首创护士服时,以"清洁、整齐并利于清洗"为原则。样式虽有差别,却也大同小异。此后,世界各地的护士学校纷纷效仿。如美国许多护士学校的服装各具特点,样式不一,且要求在政府注册,彼此不准仿制,并规定不许着护士服上街或外出等。

20 世纪初,护士服在我国开始出现,并且改为粉红色衣裙。当时发辫尚在流行,女护士在发梢上系一根红头绳,倒也显得十分雅致。随后,护士帽代表护士的职业,并赋予其高尚的意义,戴护士帽就成为常规,而且只有正式护士才有资格戴护士帽。

1928 年,第九届全国护士代表大会时,协和高级护士学校毕业的林斯馨女士提出统一全国护士服装的建议,当即组成护士服装研究委员会。重新设计的服装样式刊登在护士季报上,要求全国护士统一制作,此后我国护士服装得到统一。30 年代后期,毕业护士着素雅大方的护士服,白裙、白领、白鞋、白袜、白色燕帽,衣裙下摆一律离地 10 英寸,统一制作的半高跟网眼帆布鞋,走路舒服、无声。每年"5.12"国际护士节时各大城市护士统一着装参加纪念活动,整齐靓丽、十分精神。

1. 衣帽端正,发饰素雅 护士帽是护士的职业象征,有燕帽和圆帽两种。戴燕帽时,长发者应将头发盘于脑后,用发卡、网套或头花固定。燕帽应轻巧地扣在头顶,戴正戴稳,距前发际 4~5cm,选择与燕帽同色的发卡固定于脑后,以低头或仰头时不脱落为度。见图 1-21~ 图 1-25。

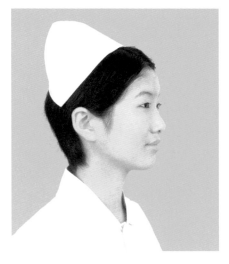
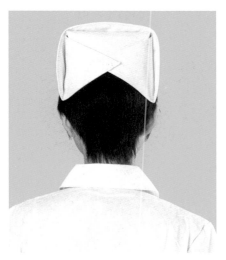

图 1-21 短发护士戴燕帽侧面 图 1-22 短发护士戴燕帽背面

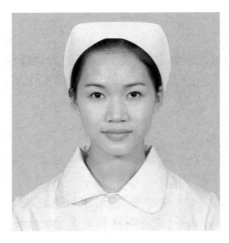

图 1-23　长发护士戴燕帽正面

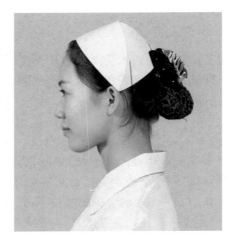

图 1-24　长发护士戴燕帽侧面

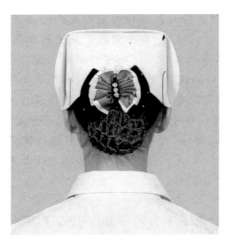

图 1-25　长发护士戴燕帽背面

戴圆帽时,头发应全部放在圆帽内,帽子接缝置于脑后正中,边缘整齐,帽沿前不遮眉,后不露发际。见图 1-26~ 图 1-30。

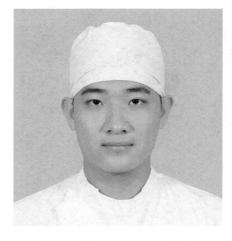

图 1-26　男护士戴圆帽正面

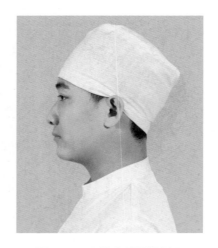

图 1-27　男护士戴圆帽侧面

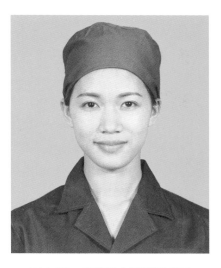

图 1-28 长发护士戴圆帽正面

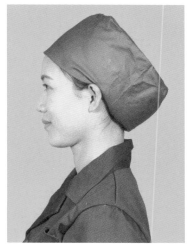

图 1-29 长发护士戴圆帽侧面

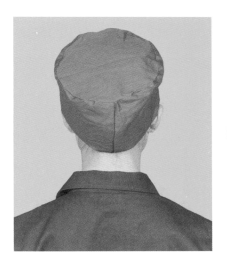

图 1-30 长发护士戴圆帽背面

知识拓展

1928 年第九届全国护士代表大会确定护士戴白色燕尾护士帽。护士戴燕帽是为了卫生，不是为了与医生区别。护士帽的设计是为了固定女性的长发，使其不妨碍工作。

如何区别医院各级护理人员，目前国内尚无统一规定，依据各地医院采取的常规模式，可用护士帽按级别加以区分。一般而言，护士帽有白底蓝色正面横条和白底蓝色侧面斜条两种：

三条蓝色正面横条是护理部主任（也包括副主任），见图 1-31；两条蓝色正面横条是科（总）护士长，见图 1-32；一条蓝色正面横条是护士长（病房、区护士长），见图 1-33；一般护理人员没有。

三条白底蓝色侧面斜条是主任护师，两条斜条是主管护师，一条斜条是护师。

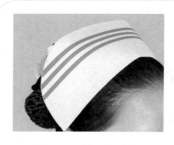

图 1-31　护理部主任

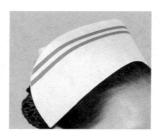

图 1-32　科（总）护士长

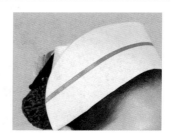

图 1-33　护士长（病房、区护士长）

2. 整洁规范，着装适体　护士服（nurse uniform）一般为白色连衣裙式，根据不同的需要在颜色和款式上也有所不同。穿着护士服要求尺寸合身，以衣长刚好过膝、袖长刚好至腕为宜。腰部用腰带调整，宽松适度。领口、袖口要扣好，里面的衣领及裙摆不可外露，颜色以浅色为佳。避免口袋装物过满。夏季穿护士服时需穿浅色长筒袜和文胸，冬季应穿配套白色长裤。护士服应经常换洗，保持清洁、平整。见图 1-34~ 图 1-38。

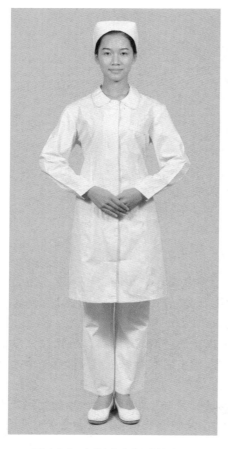

图 1-34　长袖白色裙式护士服

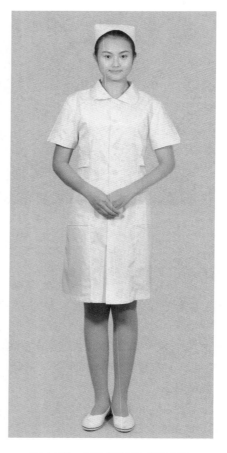

图 1-35　短袖粉色裙式护士服

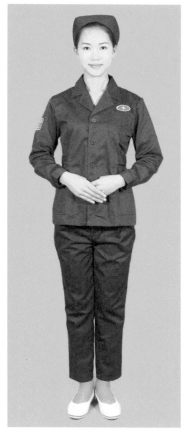 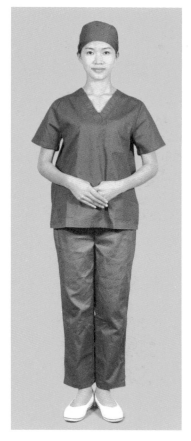 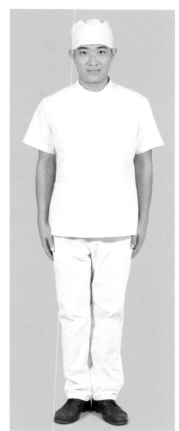

图 1-36　长袖蓝色分体式护士服　　图 1-37　短袖绿色分体式护士服　　图 1-38　男护士服

　　3. 口罩适中,遮挡口鼻　口罩的佩戴要求大小合适,完全遮盖口鼻。使用时保持口罩清洁,取下后应折叠好放入上衣口袋或干净的袋中备用,一次性口罩不可反复使用。见图 1-39~ 图 1-43。

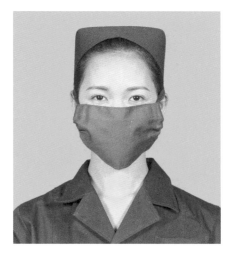 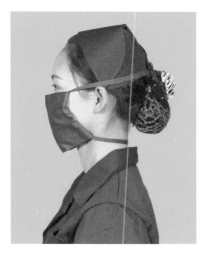

图 1-39　护士戴系带口罩正面　　　　　图 1-40　护士戴系带口罩侧面

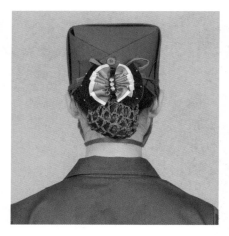

图 1-41　护士戴系带口罩背面

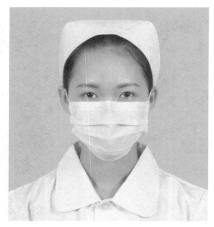

图 1-42　护士戴简易口罩正面

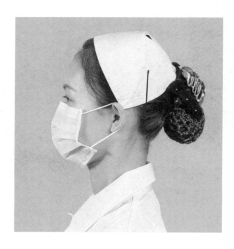

图 1-43　护士戴简易口罩侧面

4. 鞋袜协调，轻便无声　护士鞋一般为白色或乳白色，应经常洗刷，保持干净，不应穿高跟鞋、硬底鞋或走路时发出响声的鞋子。袜子应选择肉色或浅色，袜口不宜露在裙摆或裤脚的外面，不能穿破损的袜子。见图 1-44 和图 1-45。

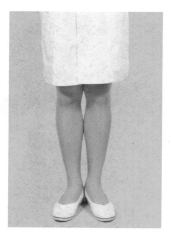

图 1-44　护士穿裙装鞋袜

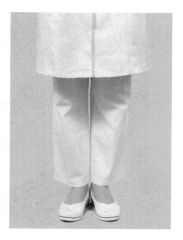

图 1-45　护士穿裤装鞋袜

5. 佩戴胸牌，规范得体　护士穿工作装时，佩戴胸牌。佩戴时胸牌正面向外，固定于上衣口袋前方，表面干净，不可吊坠或粘贴他物。不可将胸牌佩戴于其他位置或随意佩戴他人胸牌。见图1-46。

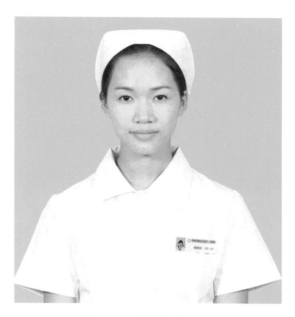

图 1-46　护士佩戴胸牌

 边学边练

实践一　头面部妆饰及工作服饰规范训练

礼仪剪影

请为现在的你拍照，再次用文字记录自己的仪容仪态，与本节学习之前所拍的照片进行对比，找出自己的变化。

课 后 小 结

☺ 原来我以为穿上护士服就像个护士了，现在才知道原来护士的形象有这么多要求。

✿ 是呀，护士之所以在人们心中有"白衣天使"的称号，是因为护士不仅要外表美，还要遵循礼仪规范的要求，注意自己的仪容、仪表。

☺ 我最喜欢化淡妆，盘发，面带微笑，看起来亲切自然，好像病一下子就好了。

✿ 护士规范整洁地穿着工作服，佩戴护士帽和胸牌，也让人感觉她们工作严谨，护理技术高超，特别让人信任和尊敬。

☺ 护士的仪容仪表能够给患者造成这么明显的影响，咱们今后一定要注意培养自己的礼仪素质，规范自己的仪容仪表，争取早日成为一名真正的"白衣天使"。

✿ 好,只要认真学习,不断训练,我们的目标一定能实现,一起努力吧!

课 后 任 务

基础任务

1. 什么是护理礼仪?主要包括哪些内容?

2. 什么是护士仪容?其作用有哪些?

提高任务

1. 作为护理人员,在日常着装及配饰方面应当如何选择?

2. 面对喜、怒、哀、乐的患者,护理人员应当如何正确运用目光?

拓展任务

请为自己设计合适的仪容、仪表方案,拍一张你自己满意的穿护士服的照片。

(耿 洁　郝 茹)

任务二　护士行为礼仪

学习目标

1. 具有基本的行为礼仪知识和规范得体的行为举止。
2. 掌握站立、坐、行、行礼的举止礼仪规范。
3. 熟悉其他日常行为举止的礼仪规范。
4. 学会按照护士行为礼仪的要求塑造和规范自己的职业形象。

　　本章重点是掌握日常生活中的行为礼仪,学习护士工作中的行为礼仪要求和规范,学习难点是在日常工作和生活过程中领会和运用学习的内容,规范自己的行为举止。通过本章的学习,希望同学们能树立良好的护士职业礼仪观念,重新审视自己的行为举止,掌握优雅举止的要点,为塑造"白衣天使"的形象奠定坚实的基础。

　　行为举止是人们在活动或交往过程中所表现的各种姿态,也称仪态。俗话说"站有站相,坐有坐相",就是对人的行为举止的基本要求。行为举止在礼仪中也是人类的一种无声的语言,被称作体态语言。一个人的行为举止是否规范得体,直接反映人的内在素养,也影响着他人对自己的印象和评价,可以说,行为举止是一面折射镜,能使人既见其外又窥其内。平日人们所说的洒脱风度以及教养与品位,其实是一个人训练有素、优雅举止的具体显现。评价某人的行为是优雅还是粗俗,实际上就是评价其行为举止是否符合礼仪的要求。这些优雅的举止是日常生活和工作中的修养所致,这就要求每个人要有意识地调整、训练自己的举止,从最基本的站、坐、行、蹲、招手、点头、握手、鞠躬、合理避让等做起。

　　【课前准备】

　　学习行为礼仪的基本概念和护士行为礼仪的相关知识,能对护士的行为礼仪进行判断;明确任务及活动要求,做好相关物品的准备;按要求预先开展相关活动,记录活动的过程,汇总需解决的问题,做好展示汇报的准备。

活　　动

工作情景与任务

导入情景:

　　通过学习与实践,小欣不断地完善自己的仪表,现在她看起来已经很像一名护士了,今天,她穿戴好护士服和护士鞋帽,邀请同学模拟患者,开始尝试着接待患者了。

工作任务：

请认真观察小欣的模拟情况（图 2-1～图 2-7），分析小欣的行为举止是否符合护理礼仪的要求。

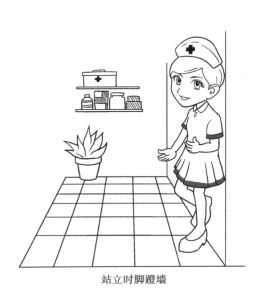

站立时脚蹬墙

图 2-1　小欣站姿 1

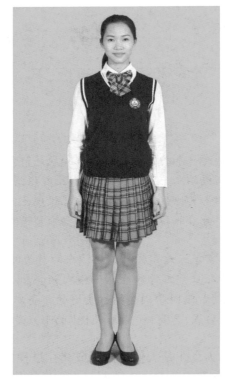

图 2-2　小欣站姿 2

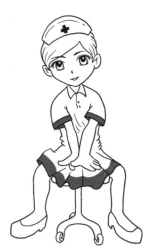

坐下时双腿叉开骑在座位上

图 2-3　小欣坐姿 1

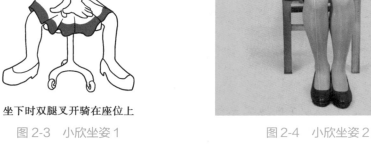

图 2-4　小欣坐姿 2

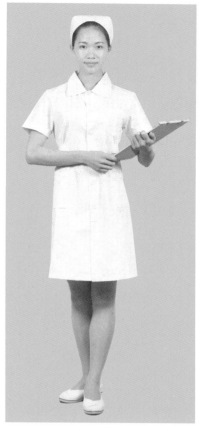

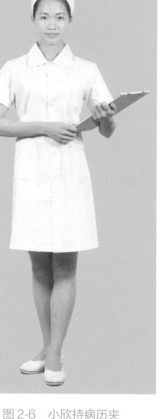

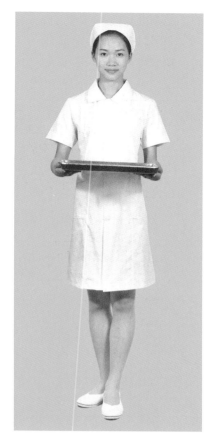

蹲下时双腿及双脚平行叉开

图2-5 小欣蹲姿　　　　图2-6 小欣持病历夹　　　　图2-7 小欣端治疗盘

【描述】

请同学们认真观察小欣的照片,讨论分析照片中的小欣,你从她的形体姿态看到了哪些信息? 你认为她像一名真正的白衣天使吗? 请说明理由,并演示正确的做法。

【分析】

如果仪表是一个人静态形象的展示,那么行为举止则是对一个人动态美的衡量与表达。举止训练有素、行为动作优雅得体的"白衣天使",能够给人们留下可信、善良、仁爱的良好印象,充分体现出护士良好的职业素质和个人修养。反之,行为举止不拘小节、散漫随意、粗俗无理,则会给人留下不良的印象。

【物品准备】

准备整套护士服、椅子、病历夹、治疗盘等物品。

【步骤】

1. 观察分析　请同学自由组合,2~4人一组,认真观察小欣的照片,讨论分析小欣的行为礼仪是否符合护士职业规范要求。

2. 体验对比　请穿上护士服,拍下你的站、坐、行、蹲等姿势,与小欣进行对比,找出异同。

3. 汇报交流　将学习结果进行汇报交流,展示规范的行为礼仪。

4. 评价反馈　请老师和其他同学总结并评价学习效果。

【时间】

30 分钟

【评价】

学习评价表

评价项目	评价内容	小组评价	教师评价
礼仪技能	通过认真观察,能够准确辨别行为举止的正误	好 中等 需努力	好 中等 需努力
	在提出改进方案的同时,能够正确演示护士行为礼仪规范	好 中等 需努力	好 中等 需努力
	能够对其他同学行为礼仪的正确与否进行正确判断	好 中等 需努力	好 中等 需努力
	能够按照行为礼仪的具体要求规范和修正自己的行为举止	好 中等 需努力	好 中等 需努力
	注重学习中的行为礼仪,团队合作融洽	好 中等 需努力	好 中等 需努力
礼仪知识	护士行为礼仪与职业规范的养成	好 中等 需努力	好 中等 需努力
	基本行为礼仪	好 中等 需努力	好 中等 需努力
	护理工作中的行为礼仪	好 中等 需努力	好 中等 需努力
礼仪态度	态度诚恳,注重行为礼仪习惯的养成	好 中等 需努力	好 中等 需努力
	善于沟通,在学习过程中处处体现出较强的礼仪素质	好 中等 需努力	好 中等 需努力
综合评价			
努力方向			

 想一想

如果看电影或电视时关掉声音,根据画面你能了解多少故事情节和其中的人物?能否判断出剧中人物的特点? 想一想你判断的依据是什么?

形体姿态所表达的意义甚至胜过有声的语言。对镜自查,你的形体姿态告诉了你什么?

相 关 知 识

一、基本行为礼仪

基本行为礼仪(polite behavior and etiquette)主要涉及各种姿态,如站姿、坐姿、行姿和蹲姿等。

(一) 站姿

站姿,又称立姿、站相。是人在站立时所呈现的姿态,是一种静态的姿势,也是一种最基本的姿势。优美的站姿是培养其他动态美的基础和起点,能显示出个人的自信。人们常用"亭亭玉立"来形容女子的站姿优美,用"立如松"来形容男子的站姿美,可见正确的站姿可以给他人留下端庄大方、精力充沛、蓬勃向上的美好印象。

1. 基本站姿

（1）站姿的基本要求

简单地概括就是头正肩平,挺胸收腹,身正腿直。具体地说,要求身体与地面垂直,上身和头颈正直,双目平视,颌收肩平,双臂自然下垂,两腿并拢站直,肌肉略有收缩感,两脚尖张开约一拳距离,重心放在两脚正中。见图2-8。

（2）站姿的要领

站立要挺、直、高、稳。

挺:即头要端正,双目平视,颈直背挺。

直:即脊柱要与地面垂直,挺胸立腰收腹夹腿。

高:即站立时身体的重心要尽量提高,有向上拔高的感觉。

稳:即站立时身体要平稳,身体的重心要落在两脚之间。

（3）常见站立脚位

1）"V"字形:两脚跟并拢,脚尖分开约一拳距离。男女均可采用。

2）"丁"字形:一脚跟放于另一脚的内侧中点,两脚所成角度为90°,可以左脚在前,也可右脚在前。多为女士采用。

3）平行型:双脚平行分开不超过肩宽。常为男士采用。

（4）站姿的效果

采取基本站姿后,正面看应达到头正、肩平、身直的效果,侧面看,显示出含颌、挺胸、收腹、直腿的轮廓线。

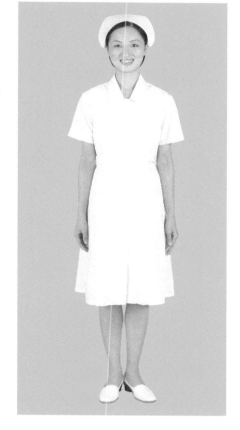

图2-8 基本站姿

做一做

按照基本站姿的要求,试着站立3分钟,说出你的感受。

正确的站立姿势挺直、舒展,站得直、立得正,棱角分明,线条优美,表情轻松明朗,显得精神焕发。

由于性别差异,男士和女士基本站姿的要求也有所不同,对男士的要求是挺拔稳健,对女士的要求是秀丽优美。

2. 不同站姿

（1）女士站姿

女士在站立时,应当目视前方、收颌,挺胸收腹,手和脚可根据需要采取以下姿态:

双脚呈"V"字形或呈"丁"字形,双手自然下垂于身体两侧,掌心向内。见图2-9和图2-10。

双脚呈"V"字形或呈"丁"字形,双手自然并拢,双手相握,被握手的指尖不能超出上手的外侧缘,双手拇指自然弯曲向内,交叉相握于小腹前。见图2-11和图2-12。

双脚呈"V"字形或呈"丁"字形,双臂略弯曲,双手相握(或叠握,或双手四指相勾)置于中腹部,高度平脐。见图2-13和图2-14。

29

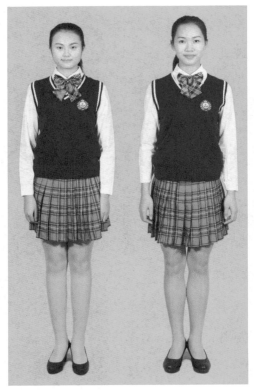

图 2-9 双脚呈"V"字形站姿 1

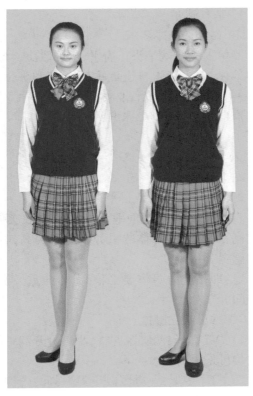

图 2-10 双脚呈"丁"字形站姿 1

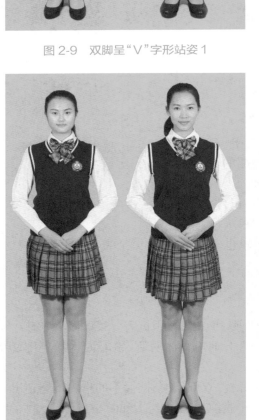

图 2-11 双脚呈"V"字形站姿 2

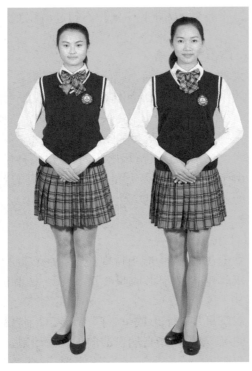

图 2-12 双脚呈"丁"字形站姿 2

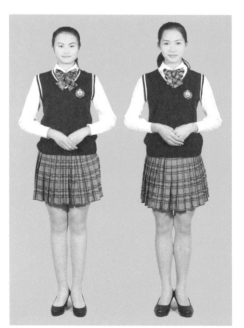
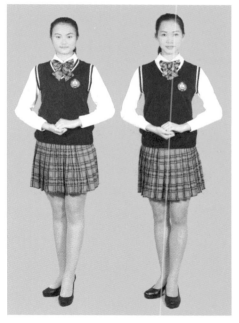

图 2-13　双脚呈"V"字形站姿 3　　　　　图 2-14　双脚呈"丁"字形站姿 3

（2）男士站姿

男士在站立时，应全身正直，双眼平视，双肩稍向后展并放松。双脚呈"V"字形，双手自然下垂于身体两侧。见图 2-15。

双脚平行分开不超过肩宽，右手握住左手腕上方，自然贴于腹前，见图 2-16。

双脚平行分开不超过肩宽，右手握住左手腕上方，自然贴于臀部，见图 2-17。

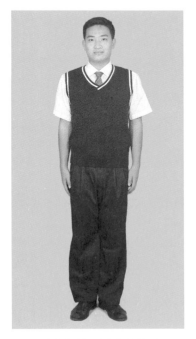
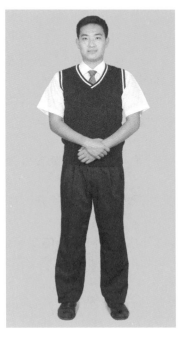
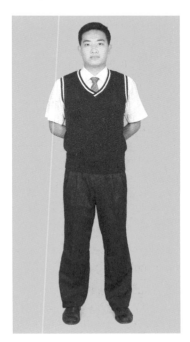

图 2-15　男士站姿 1　　　　　图 2-16　男士站姿 2　　　　　图 2-17　男士站姿 3

在学会了基本的站姿后,站立服务时,男性应表现出刚健、潇洒、英武的风采,给人以"劲"的健美感;女性应表现出轻盈、娴静、典雅的韵味,给人以"静"的优美感。

知识拓展

从站姿识别性格与心理

背脊挺直、胸部挺起、双目平视的站立:说明有充分的自信,给人以"气宇轩昂"、"心情乐观愉快"的印象,属开放型。

弯腰曲背、略现伛偻状的站立:属封闭型,表现出自我防卫、闭锁、消沉的倾向,也表明精神上处于劣势,有惶惑不安或自我抑制的心情。

两手插腰而立:是具有自信心和精神上优势的表现,属于开放型动作。对面临的事物没有充分心理准备时决不会采用这个动作的。

别腿交叉而立:表示一种保留态度或轻微拒绝的意思,也是感到拘束和缺乏自信心的表示。

将双手插入口袋而立:具有不坦露心思、暗中策划、盘算的倾向;若同时配合有弯腰曲背的姿势,则是心情沮丧或苦恼的反映。

靠墙壁而站立:有这种习惯者多是失意者,通常比较坦白,容易接纳别人。

背手站立者:多半是自信力很强的人,喜欢把握局势,控制一切。一个人若采用这种姿势处于人面前,说明他怀有居高临下的心理。

练一练

按照站姿的要求,2人一组,每种站姿练习一次,体会一下各种站姿的感觉。

3. 不同场合的站姿 在庄严、隆重的仪式场合,如升国旗、接受奖励、致悼词等,应采取基本站姿,身体笔直,挺胸收腹,头正肩平,神情严肃。

门口迎接或侍应会议过程中,如果站立时间较长,男士可双腿平分站立,但双腿分开不宜超过肩宽,双手可在背后交叉,右手放在左手的掌心上,但要注意收腹。女士可以一只脚为重心,另一只脚稍曲以作休息,双脚交替轮换,双手交叉或前握垂放在腹前。

主持文艺活动、联欢会时,女士应站成"丁"字步,让姿势更加优美。

4. 禁忌站姿

(1) 避免身体不端正,如耸肩驼背,歪头含胸,挺腹弓背,重心不稳,东倒西歪,或倚墙靠壁,双手叉在腰间或环抱在胸前。

(2) 避免双腿叉开过大,双腿前后或左右适当叉开可以缓解站立过久的劳累,但如果叉开过大则显得不够文雅。

(3) 避免全身随意活动,如频繁地变动体位,身体扭来扭去,将手放在衣服口袋内,双手抱在胸前或放在脑后,双手下意识地做些小动作,玩弄衣服或物品,不停地摆动腿脚,用脚尖乱点乱画,双脚踢来踢去等。

(4) 避免自由散漫,如站立时随意扶、拉、倚、靠、爬、蹬、跨等,显得漫不经心,无精打采。

见图 2-18~ 图 2-23。

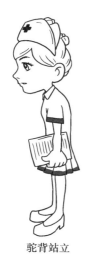

驼背站立

图2-18 不正确站姿1

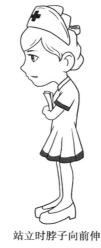

站立时脖子向前伸

图2-19 不正确站姿2

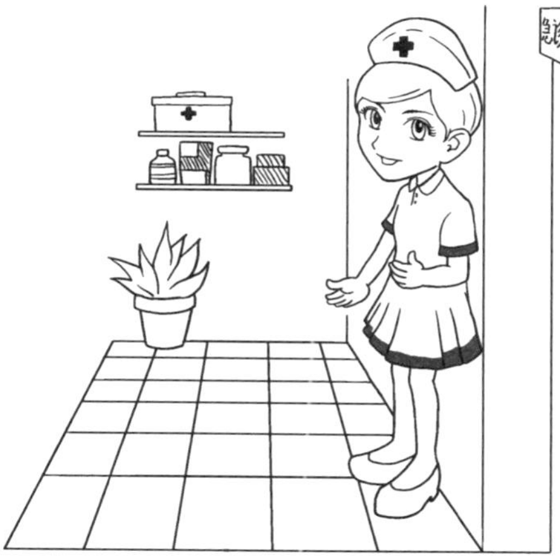

站立时靠墙

图2-20 不正确站姿3

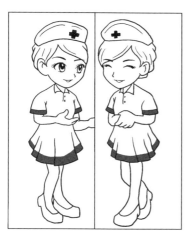

站立时双脚踢来踢去

图2-21 不正确站姿4

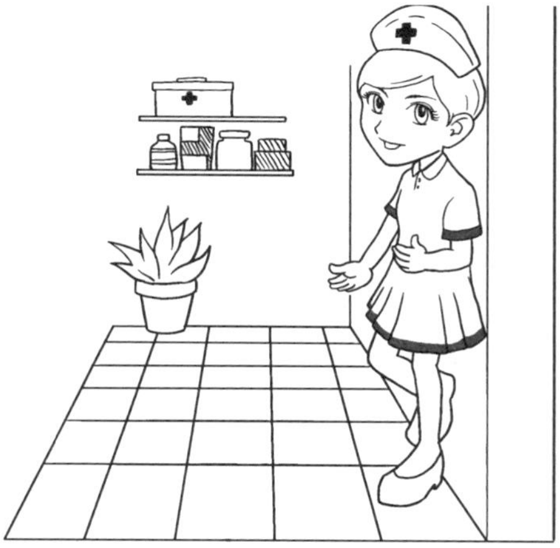

站立时脚蹬墙

图2-22 不正确站姿5

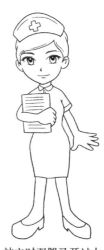

站立时双腿叉开过大

图2-23 不正确站姿6

5. 站姿的训练方法　站姿的训练是体态训练中最基础的训练,训练站姿要有明确的内容和方法。

（1）站姿训练要领

1）训练身体重心的位置:掌握好身体重心,能达到身体正直,重心平衡,能自然地改变站立姿势。

2）训练两脚位置与两脚间的距离:准确把握站立时两脚间的距离,使站姿更平稳,并与手和谐一致,达到整个身体协调、自然。

3）训练挺胸、收腹、直腰、提臀:掌握挺胸、收腹、直腰、提臀的方法,达到重心上升、身躯挺拔。

4）训练下颌微收和面部表情:准确把握下颌微收的幅度,掌握面部微笑、严肃等表情的要领,达到心情愉悦、精神饱满。

33

5）训练耐久性：站立耐久性是保证站姿标准和优美的基础，也是对个人毅力的考验，达到能适应较长时间站立的需要。

（2）练习方法

1）靠墙训练：背靠墙站立，使枕部、肩胛骨、臀部、小腿、足跟紧贴墙面，全身肌肉绷紧。见图 2-24 和图 2-25。

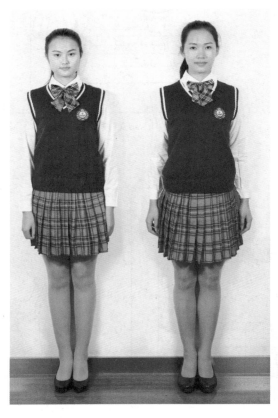
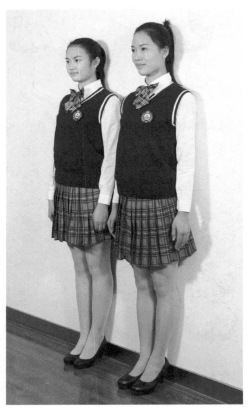

图 2-24　靠墙训练正面　　　　　　　　图 2-25　靠墙训练侧面

2）背靠背训练：两人一组，背靠背站立，使双方的枕部、肩胛骨、臀部、小腿、足跟相贴，并在两人的肩部、小腿等相靠处各放一张卡片，不能让卡片掉下来。为加强训练效果，可在身体和墙面或人背部接触点上放一纸片，以不落下为标准来达到强化和检验效果的目的。见图 2-26~ 图 2-28。

以上两种方法可以训练站立动作的稳定性，还可以使后脑、肩部、臀部、小腿、脚跟保持在一个水平面上，让背影也美丽。

3）顶书训练：颈部自然挺直，下颌向内收，目光平视，面带微笑，把书本放在头顶，头、躯体自然会保持平稳。这种方法可以矫正低头、仰脸、歪头、晃头及左顾右盼的不良姿态。见图 2-29 和图 2-30。

4 ）提踵训练：找高低相差 10cm 左右的台阶，脚掌站在高处，脚跟悬空，全身肌肉绷紧，保持站立姿势，身体挺拔向上，进行上下颠动练习，或挺体提臀，静止不动，以练习平衡感。这种练习针对提臀效果不明显的练习者。见图 2-31 和图 2-32。

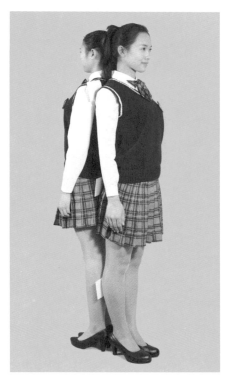

图 2-26　背靠背训练 1

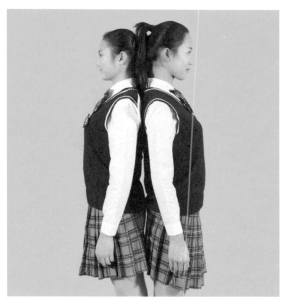

图 2-27　背靠背训练 2

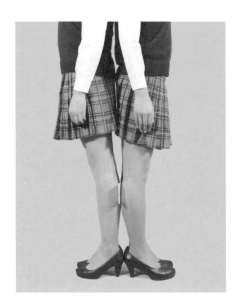

图 2-28　背靠背训练 3

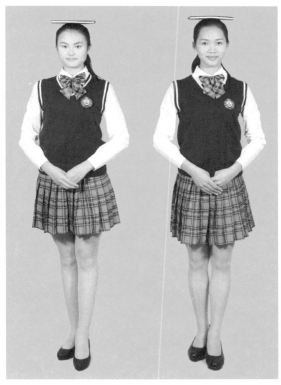

图 2-29　顶书训练正面

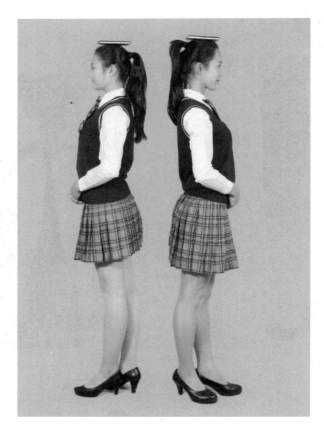

图 2-30 顶书训练侧面

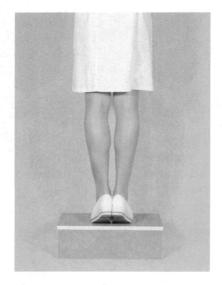

图 2-31 提踵训练背面

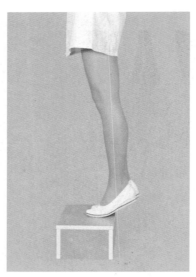

图 2-32 提踵训练侧面

5）照镜子训练：面对镜子，检查自己的站姿及整体形象是否符合标准，发现问题，及时纠正。

6）肌肉力量训练：经常练习仰卧起坐、俯卧撑、床上体操等，以加强肌肉力量。

总之，进行站姿训练时，要注意肌肉张弛的协调性，要以基本站姿的形体感觉为基础，最好配上轻松愉快的音乐，用以调整心情。这样既可以防止训练的单调性，也可以减轻疲劳感。

（二）坐姿

坐姿，即人在就座和坐定之后所呈现出的姿势。无论是伏案学习、参加会议，还是会客交谈、娱乐休息都离不开坐姿。坐，作为一种举止，也有着美与丑、优雅与粗俗之分。与站姿一样，端庄、优雅的坐姿也能表现出一个人的体态美感和文化修养。坐姿要求"坐如钟"，就是说人坐定后的姿势像座钟般端直。端庄优美的坐姿，会给人以文雅稳重、自然大方的美感。无论从正面还是从侧面看都可见立腰、挺胸，上体自然挺直。

1. 基本坐姿 坐姿实际包含两部分内容，即就座和坐定后的姿势。就座即从走向座位直到坐下的过程；坐定后的姿势即人在就座之后所呈现出的姿势，是一种静态的姿势。就座和坐定后的姿势是连贯一体的动作过程，应遵循左进左出的原则。

（1）坐姿的基本要求

就座：走到座位前面，自然转身，背向椅子做好入坐的准备，右脚向后移半步，使小腿贴在椅子边，再轻而稳地坐下，一般坐椅面的前 1/2~2/3 位置。

坐定：就座后，双脚并齐，坐稳后上身自然挺直，微微挺胸收腹，头部端正，表情自然亲切，目光柔和平视，两肩平正放松，两臂自然弯曲放在大腿或膝上，上身与大腿、大腿与小腿均呈自然的 90°，也可自然弯曲放在椅子或沙发扶手上，掌心向下。

坐在椅子上，要立腰、挺胸，双膝自然并拢，双腿正放，双脚并拢。女性两腿并拢无空隙，两脚不宜前伸，男性两膝可略微分开，但一般不超过肩宽，见图 2-33 和图 2-34。

（2）坐姿的要领

坐时要轻、稳、定、缓。

轻：就座动作要轻，避免"拖泥带水"，使座椅或其他物品发出响声，更不能碰掉其他物品。

稳：就座后再调整姿势，动作幅度不宜过大。

定：就座稳当后，应保持坐姿，不应频繁变动，尤其是双腿和双脚。

缓：离座时要先有示意，缓慢起身。

坐定后要注意的三个要领是：角度、深浅和舒展。

角度：即坐定后上身与大腿、大腿与小腿所形成的角度。正坐时都应是 90°。

深浅：即坐下时臀部与座位所接触面积的多少。一般不超过座位的 2/3。

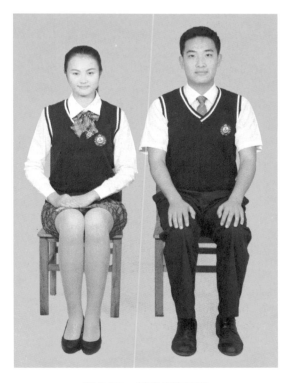

图 2-33　基本坐姿正面

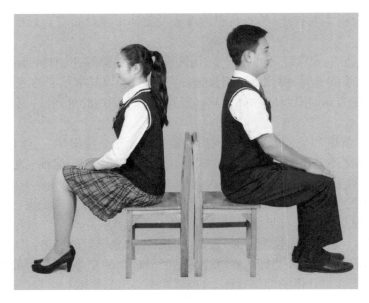

图 2-34　基本坐姿侧面

舒展：即入座后手、腿、脚的舒张、活动程度。其舒展度视交往的场合而定。

（3）注意事项

在公众场合就坐时，入座和离座的各个环节也有相应的礼仪规范，入座是指走向座位到坐下的整个过程，离座是指起身离开座位的过程。入座与离座的细节差异和恰当与否能够直接反映出一个人的礼仪修养，因此也是构成坐姿礼仪的重要内容。

1）在适当之处就座：与他人同时就座时，一定要注意座位的尊卑，应主动将尊位让给客人、长者或职务高的人；在公共场所或社交场合就座时，一定要坐在椅子、凳子或沙发等常规的位置，切忌坐在桌子上、地板上、窗台等非常规座位之处。

2）遵守就座顺序：与他人一起入座时，要注意入座的先后顺序，如果是同事、平辈或亲朋好友，出于礼貌可与对方同时入座；如果是尊长，一定要先让对方入座。自己抢先入座是失礼和失态的表现。

3）掌握就座方位：无论是从正面、侧面还是背面走向座位，都应遵循"左进左出"的原则，即从左侧走向座位，并从左侧离开座位，特别是在正式场合更应遵守。

4）入座得法：就座时应背对座位，如距离较远，可将右脚后移半步，待腿部接触到座位边缘后再轻轻落座。女士着裙装时应先用双手将裙摆拢平，然后再落座。

5）落座有礼：就座时，如果身边坐着熟悉的人，应主动跟对方打招呼；如果不认识，也应该向其先点头示意。在公共场合，要想坐在别人身旁，还须先征得对方同意。入座和整个就座过程中，不管是调整姿势还是移动座椅，都不应发出响声，任何由个人原因引起噪音都是失礼的行为。

6）离座时应尽量不发出杂音，右脚向后收半步轻缓起立，不可猛起，避免触碰桌椅发出响声。

2. 常见的几种坐姿

（1）正襟危坐式

正襟危坐式是最基本的坐姿，适用于最正规的场合。女性上身与大腿、大腿与小腿、小腿与地面都应当成90°，双膝双脚完全并拢，双臂自然弯曲，双手叠放于大腿上。男性上身与大腿、大腿与小腿皆成 90°，小腿垂直地面，双膝分开，但不得超过肩宽，双臂自然弯曲，双手放于膝盖或沙发扶手上。见图 2-35～图 2-36。

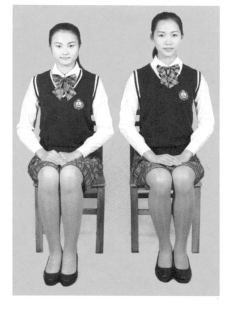

图 2-35　正襟危坐正面

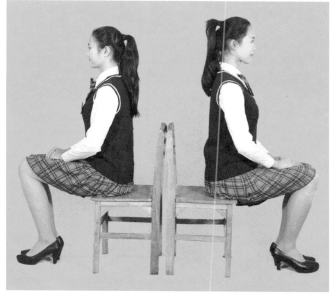

图 2-36　正襟危坐侧面

（2）双腿叠放式

双腿叠放式适合穿短裙的女性采用，造型优雅，有一种大方高贵的美感。将双腿完全地一上一下交叠在一起，交叠后的两腿之间没有任何缝隙。双腿斜放于一侧，斜放后的腿部与地面呈 45°，叠放在上的脚尖垂向地面。双臂自然弯曲，双手叠放于大腿上。见图 2-37 和图 2-38。

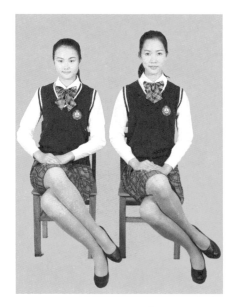

图 2-37　双腿叠放正面

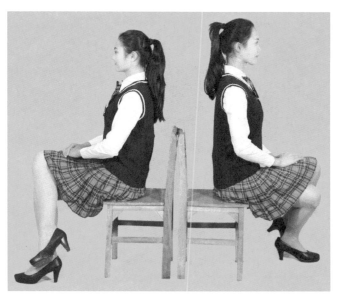

图 2-38　双腿叠放侧面

(3) 双腿斜放式

双腿斜放式适用于穿裙子的女性在较低处就座使用。双膝先并拢,然后双脚向左或向右斜放,力求使斜放后的腿部与地面呈 45°角。见图 2-39 和图 2-40。

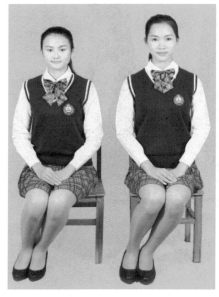
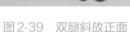

图 2-39 双腿斜放正面

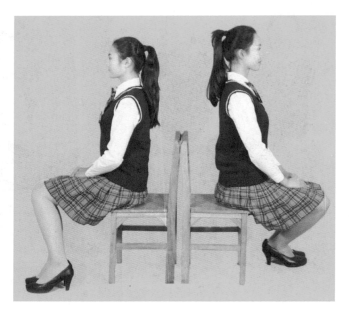

图 2-40 双腿斜放侧面

(4) 前伸后屈式

前伸后屈式是适合女性的一种优美坐姿。大腿并紧后,向前伸出一条腿,并将另一条腿屈后,两脚脚掌着地,双脚前后要保持在同一条直线上。见图 2-41 和图 2-42。

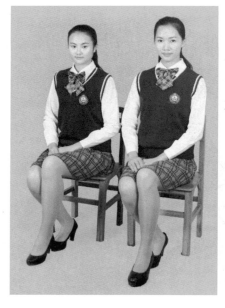

图 2-41 前伸后屈正面

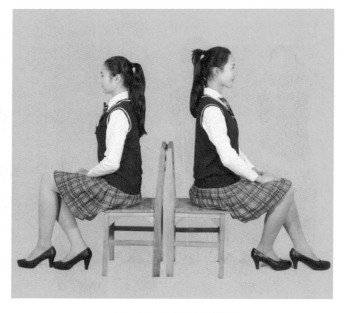

图 2-42 前伸后屈侧面

（5）双脚交叉式

双脚交叉式适合女性。双膝并拢，双脚在踝部交叉。交叉后的双脚可以内收，也可以斜放，但不宜向前方远远直伸出去。见图2-43和图2-44。

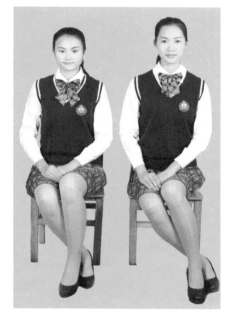 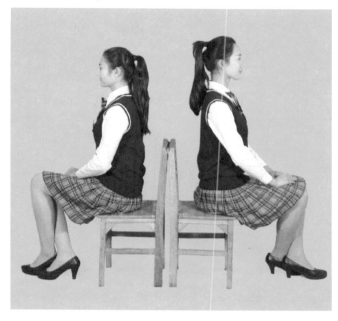

图2-43　双脚交叉正面　　　　　　　　　　图2-44　双脚交叉侧面

3. 禁忌坐姿

（1）避免头部不端，如仰头靠在座位背上，或低头注视地面，左顾右盼，闭目养神，摇头晃脑等行为。

（2）避免上身不直，如上身过度前倾，后仰或歪向一侧，趴向前方或两侧。

（3）避免手部错位，如双手抱于脑后或抱住腿部，到处游移触碰，双肘支撑在桌上，双手置于桌下，或双手夹在大腿中间。

（4）避免腿部失态，如双腿分开过大，高跷"二郎腿"，双腿毫无顾忌地向前或向四周伸直，反复抖动，双腿骑在座位上或把腿架在高处。

（5）避免脚不安分，如将脚抬得过高使对方看到自己的鞋底，用脚尖指人，将脚跷到自己或他人座位上，以脚踩踏其他物体，两脚尖朝上，摇晃抖动不止等。

见图2-45~图2-50。

4. 训练方法

（1）坐姿训练要领

训练身体重心的变换：由站立位变为坐位时，就坐的过程中身体重心发生变化，把握重心变化，以达到身体平稳。

训练腿脚位置的摆放：准确把握和确定坐位时两腿和两脚应放置的位置，使坐姿更显轻松和优美。

训练上身的直立：掌握坐位时腰部直立的要点，达到上身的挺拔，双肩放松。

训练两手位置的摆放：准确把握和定位手在坐位时应放置的位置。

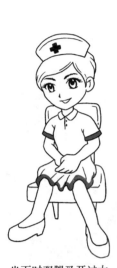

坐下时双腿叉开过大

图 2-45　禁忌坐姿 1

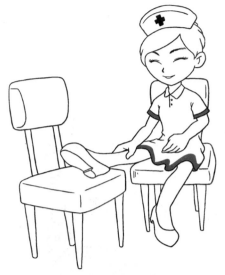

坐下时脚跷到其他座位上

图 2-46　禁忌坐姿 2

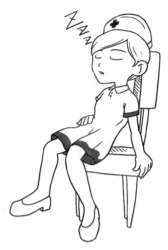

坐下时头往后靠在椅子背上

图 2-47　禁忌坐姿 3

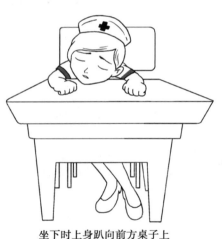

坐下时上身趴向前方桌子上

图 2-48　禁忌坐姿 4

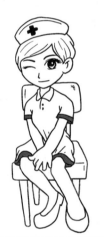

坐下时双手夹在大腿中间

图 2-49　禁忌坐姿 5

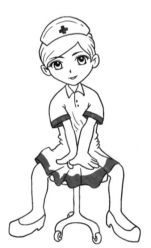

坐下时双腿叉开骑在座位上

图 2-50　禁忌坐姿 6

训练耐久性：坐位耐久性是保证坐姿标准和优美的基础，也是对个人毅力的考验，达到能适应较长时间坐的需要。

（2）练习方法

走到座位前，分四步完成坐姿训练。

就座前的动作训练：第一步背对镜子练习，就座时走到座位前再转身，然后右脚向后退半步，轻稳地就座，尽量使动作轻盈，从容自如。第二步面对镜子练习，站在座位左侧，先将左腿向前迈出一步，右腿跟上向右侧迈一步到座位前，左腿靠上右腿，然后右脚后退半步，轻稳入座。

坐姿训练：女士就座后，保持上身直立，右腿并左腿成端坐，双手虎口处交叉，右手在上，轻放在一侧的大腿上,练习正襟危坐式、双腿斜放式、前伸后屈式等。男士按男士基本坐姿训练,练习两腿开合动作。同时配合面部表情。

离座训练:离座起立时,右腿先向后退半步,然后上身直立站起,收右腿,从左侧还原到入座前的位置。

总之,动作训练变换要轻、快、稳,要端庄大方,舒适自然。可配放音乐,增加训练的氛围,减少动作单调对情绪的影响。

(三)行姿

行姿,也称走姿或步态,指人在行走的过程中形成的姿势,是人体所呈现出的一种动态,体现的是人的动态之美和精神风貌。轻盈优美的行姿和稳健的步态,最能表现一个人的风格、风度和活力。

1. 基本行姿

(1)行姿的基本要求

上身保持站立的基本姿势,挺胸收腹,腰背正直;两臂以身体为中心,前后自然摆动,前摆约35°,后摆约15°,手掌朝向体内;起步时身子稍向前倾,重心落前脚掌,膝盖伸直;脚尖向正前方伸出,行走时双脚踩在一条线上,步幅均匀,步态轻盈。

行走要轻松、矫健、优美、匀速,做到从容不迫,稳重大方。见图 2-51~ 图 2-53。

做一做

你想知道自己走路的姿态吗?可照镜子边走边看,或录下自己走路的样子,然后想一想,用一句话说出你的看法。再让你的同学说一下对你行姿的看法。

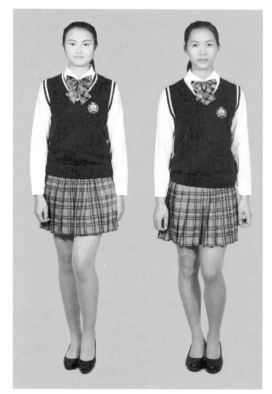

图 2-51　基本行姿起步

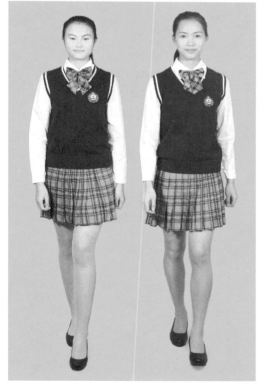

图 2-52　基本行姿迈步

43

（2）行姿的要领

行走时要轻、直、匀、稳。

轻：行走时抬脚、落脚要轻，尽量做到柔步无声，高度适宜，但不是蹑手蹑脚。

直：行走时可设想脚下有一条直线，自始至终两脚交替踩在直线上。

匀：行走时步幅适中，前后脚之间的距离约一脚长，要保持一致，有节奏感。

稳：行走过程中躯体与双下肢的姿势保持协调，避免左右摇摆。

（3）行姿的效果

正确的行姿要求上部身体平稳，双臂摆动与双腿的行走协调；前后、左右行走动作要平衡对称，做到抬足有力，干净利落，柔步无声，步幅均匀，有节奏感，呈现行走时的形态美。

（4）不同场合的行走礼仪

人们在不同的场合行走时，要充分考虑到周围环境因素，尊重和体谅他人，严格约束个人行为，灵活运用行走礼仪规范。

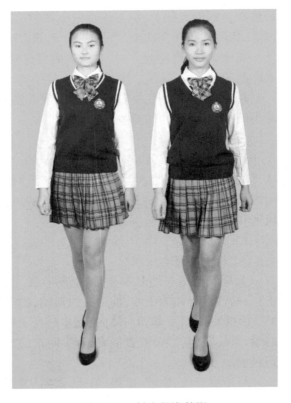

图 2-53 基本行姿落脚

1）户外漫步：也称散步，是一种以休闲为目的的随意行走，通常不受时间、地点、速度等方面的限制，可根据个人需要随意安排调整。但应注意避免在人多拥挤或狭窄的道路上漫步，以免妨碍他人。

2）工作场合：步幅不宜太大，但要求频率稍快，以体现效率与精神风貌。紧急情况应加快步伐和步幅，切忌以跑代走。

3）上下楼梯：应遵循礼让、右行和快速的原则，不可推搡打闹、多人并排或停滞不前，以免妨碍他人行走。若为他人带路，应主动走在前面进行指引。与尊者或异性一起下楼梯时，应走在前面，以保护后面的人免出意外。人多时，应注意与身前身后之人保持一定的距离，以免发生碰撞。

4）出入电梯：应遵循安全礼让、先下后上、方便他人的原则。进入电梯时，应按先来后到的顺序依次进入，出来时应按照由外向里的顺序依次而出，不可推搡拥挤。电梯门关闭时，不可强行挤入或扒门，以免发生危险。电梯超载时，不可侥幸硬挤进去，应耐心等待。与尊长、女士或客人同乘电梯时，应主动后进先出，并及时按下按钮，以防同行者被挤入电梯门中。进入无人管理电梯时，应先进后出，主动控制电梯，为他人提供服务和帮助。乘坐扶梯时，按照国际惯例，遵循左行右立的原则，方便他人行走。

5）通道走廊：在通道走廊中行走应尽量单人通过，靠右行，以方便他人行走。若在仅能容下一人的狭窄通道行走，遇到对面来人应主动面向墙壁，侧身礼让，请对方先行通过后再继续行走，如果对方先这样做了，则应道谢后快速通过。

6）注意场合：在室内行走应轻而稳，尽量不发出声音。婚礼、庆典时，行走步态宜欢快、轻松。参加丧礼时，步态宜沉重、缓慢。

（5）禁忌行姿

1）避免瞻前顾后：如行走时摇头晃脑，左顾右盼，尤其不应边走边长时间注视身后。

2）避免声响过大：如落脚过重，脚抬得过低使鞋子与地面摩擦，公共场合不宜穿带有金属鞋跟或钉有金属鞋掌的鞋子，以免妨碍或惊吓他人。

3）避免八字步态：在行走时脚尖不向前伸，而是向内伸或向外伸，构成"内八字"或"外八字"步态等，会严重影响个人的风度与形象。

4）避免身体不正：如行走时头部前伸，歪头斜肩，耸肩夹臂，突腹含胸，身体乱晃等。

见图 2-54~ 图 2-59。

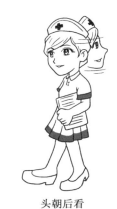

头朝后看

图 2-54 禁忌行姿 1

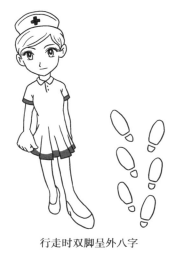

行走时双脚呈外八字

图 2-55 禁忌行姿 2

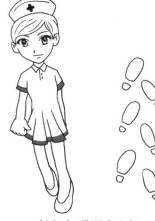

行走时双脚呈内八字

图 2-56 禁忌行姿 3

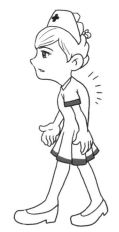

行走时弯腰弓背

图 2-57 禁忌行姿 4

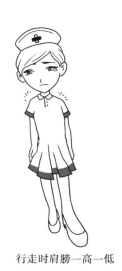

行走时肩膀一高一低

图 2-58 禁忌行姿 5

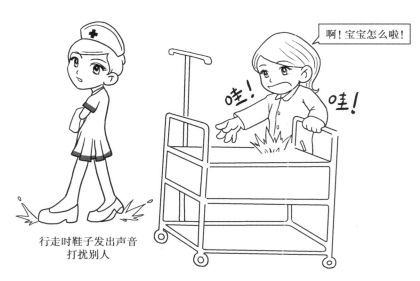

行走时鞋子发出声音
打扰别人

图 2-59 禁忌行姿 6

2. 训练方法

(1) 行姿训练要领

1) 训练摆臂:注意纠正双肩过于僵硬、双臂左右摆动的毛病。

2) 训练步位步幅:在地上划一条直线,行走时检查自己的步位和步幅是否正确,纠正"外八字"或"内八字"及脚步过大或过小的毛病。

3) 训练稳定性:将书本放在头顶,保持行走时头正、颈直、目不斜视,并注意及时矫正不良的行姿。也可以两臂侧平举,两手各放一本书,练习行走者的稳定性。

4) 训练协调性:配以节奏感较强的音乐,行走时注意掌握好走路的速度、节拍,保持身体平衡,双臂摆动对称,动作协调。

(2) 练习的方法

随着音乐节奏练习行走,注意身体、步态、步幅、手臂摆动范围,按标准练习。

1) 全身伸直,昂首挺胸:行走时,要面朝前方,双眼平视,头部端正,挺胸收腹,直腰,身体重心落于足的中央,不可偏斜。

2) 起步前倾,重心在前:迈步前进时,重心应从足中移到足的前部,当前脚落地后脚离地时,膝盖一定要伸直,踏下脚时再稍微松弛,并立刻使重心前移。

3) 直线前进,自始至终:双脚行走的轨迹,大体上应当成为一条直线,克服身体在行进中左右摇摆,同时腰部至脚部要始终保持直线前行。

4) 脚尖前伸,步幅适中:行进时,应保持脚尖向前,不要向内或向外,同时应保持步幅适中。

5) 双肩平衡,两臂摆动:行进时,双肩双臂都不可过于僵硬呆板,腰部以上至肩部都应尽量减少动作,保持平稳,双臂靠近身体随步伐前后自然摆动,手指自然弯曲朝向身体。

知识拓展

靠右行走 行走时尽量靠右行,不走中间,特别是多人行走时,不要并排行走,以免挡住道路;上下楼梯时更要坚持"右上左下"的原则,不要停留在楼梯上休息或与人交谈;陪同引导服务对象时应走在服务对象的左侧,若双方单行行进时,服务人员一般应在左前方约1m左右的位置。

礼貌行走 陪同服务对象行走时,如其不熟悉行进方向,一般不应请其先行,同时也不应让其走在外侧;行走时如与上级或就诊者相遇,要点头示意;如上级、就诊者迎面走来或上下楼梯时,要主动让路;与上级、就诊者一同行至门前时,主动开门,让他们先行,不能自己抢先而行;引导上级、就诊者时,让上级、就诊者走在自己的右侧;上楼时上级、就诊者在前,下楼时上级、就诊者在后;三人同行时,中间者为上宾。

(四) 蹲姿

蹲姿,是拿取低处物品或拾起落在地上的东西时所采用的一种暂时性的体态,是相对静止的姿势。

1. 基本蹲姿

(1) 蹲姿的基本要求

蹲姿的基本要求是要表现得优雅美观。下蹲时先整理衣服再缓慢屈膝蹲下,使头、胸、膝关节在一个角度上,臀部向下,两腿合力支撑身体,保持平衡,防止滑倒,不要弓背。女士双腿应尽量靠紧,男士则可适度的将其分开。

(2) 蹲姿的要领

蹲姿要准、稳、雅。

准:即要恰好蹲在所取物品的旁边,以免距离不合适需要再次移动所造成的尴尬。

稳:即蹲下时要注意重心,尽量保持身体平衡,避免摇晃或跌倒。

雅:即蹲下时要表现得优雅美观,避免弓背翘臀,或着短裙时暴露隐私。

(3) 不同的蹲姿

1) 高低式:这种蹲姿的基本特征是双膝一高一低。下蹲时,双脚不并排在一起,而是右脚在前,左脚稍后。左脚完全着地,小腿基本上垂直于地面;右脚脚掌着地,脚跟提起。此时,左膝要低于右膝,左膝内侧可靠于右小腿的内侧,形成右膝高左膝低的姿态。也可根据习惯调整左右腿的高低姿势。女性应靠紧两腿,男性则可适度将其分开。臀部向下,基本上以右腿支撑身体。男性选用这种蹲姿时,两腿之间可有适当距离,在工作时选用这一方式,往往更为方便。见图2-60。

2) 交叉式:这种蹲姿通常适用于女性。右脚退至左脚后,左脚在前,右脚在后,蹲下双腿交叉在一起。左小腿垂直于地面,全脚着地;右脚跟抬起,脚掌着地。见图2-61。

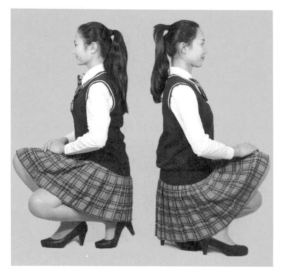

图2-60 高低式蹲姿

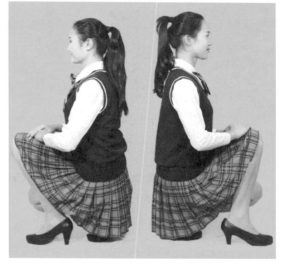

图2-61 交叉式蹲姿

3) 半蹲式:这种蹲姿多于某些特殊场合临时采用,正式程度不及前两种。基本特征是身体半立半蹲,下蹲时,上身稍许弯下,臀部向下,不能撅起;双膝略为弯曲,一般均应为钝角;身体的重心应放在一条腿上。见图2-62。

4) 单膝着地式:这种蹲姿是一种非正式的蹲姿,多用于下蹲时间较长,或为了用力方便。基本特征是双腿一蹲一跪。下蹲之后,改为一腿单膝着地,臀部坐在脚跟上,而以其脚尖着地;另一条腿则应全脚着地,小腿垂直于地面;双膝应同时向外,双腿应尽力靠拢。见图2-63。

(4) 禁忌蹲姿

在公共场所下蹲时如果稍不留意,就会给人留下粗俗的印象,尤其是女士着裙装取蹲姿

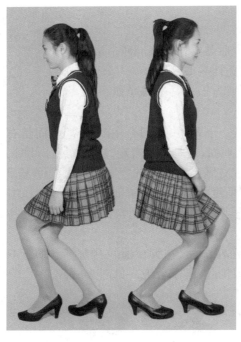

图2-62 半蹲式蹲姿

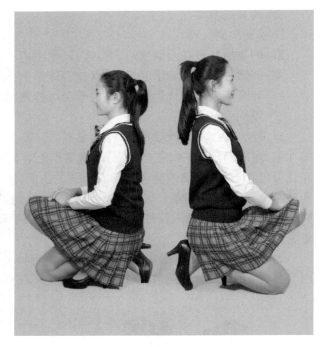

图2-63 单膝着地式蹲姿

时,还有可能出现不必要的尴尬。

1)下蹲时双腿平行叉开,类似于上洗手间的姿势,在公共场合显得极不文雅。

2)下蹲时低头弯腰,臀部抬高,不仅不够文雅,穿短裙的女士还有隐私部位曝光的危险。

3)下蹲时正面或背面对着他人,都会给自己或他人带来不便。

见图2-64~ 图2-69。

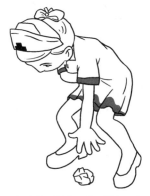

蹲下时双腿及双脚平行叉开

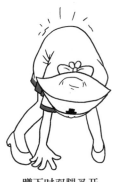

蹲下时双腿叉开
臀部抬高

图2-64 禁忌蹲姿1　　　　图2-65 禁忌蹲姿2

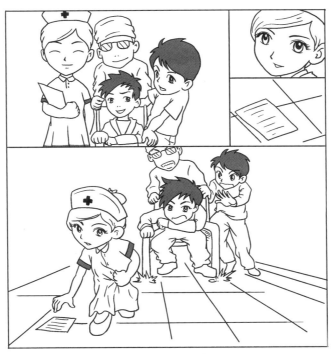

突然下蹲影响他人

图 2-66 禁忌蹲姿 3

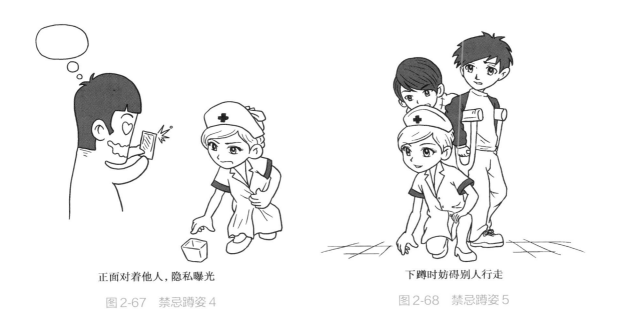

正面对着他人，隐私曝光

图 2-67 禁忌蹲姿 4

下蹲时妨碍别人行走

图 2-68 禁忌蹲姿 5

2. 训练方法 蹲姿的训练可分六步完成：

1）在站姿基础上，右脚后退半步与左脚形成大"丁"字形，身体重心落在两腿之间。

2）上身保持直立状态，双手理顺裙摆。

3）下蹲时两腿紧靠，右脚掌着地，小腿垂直于地面，左脚脚跟提起，脚尖着地，微微屈膝，双腿形成单膝点地式或双腿高低式。

4）移低身体重心，直下腰拿取物品。

5）起立，挺胸收腹，调整重心。

6）右脚回归原位，与左脚形成"V"字形。

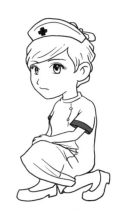

双腿前后分开距离过大

图2-69 禁忌蹲姿6

（五）手姿

手姿又称手势，是人的两只手及手臂所做的动作，其中双手的动作是手姿的核心。手姿是人际交往中最有表现力的一种体态语言，做得得体适度，会在交际中起到锦上添花的作用。运用手姿时要注意与眼神、步伐、礼节相配合。由于手是人身体上最灵活自如的一个部位，所以，手姿是体态语中最丰富、最有表现力的举止。

通常我们可将手势语分成四种类型。第一类是形象手势，用以模拟具体物态，如双手指尖相对可模拟桃心形状；第二类是象征手势，用以表示抽象意念，如同时伸出食指与中指表示胜利；第三类是情意手势，用以传递情感，如双手捧胸常表示真诚；第四类是指示手势，用以指示具体对象从事某项活动，比如合唱队的指挥手势。

1. 基本的手姿

（1）垂放：是最基本的手姿，有两种方式：一是双手自然下垂，叠放或相握于腹前，二是双手自然下垂于身体两侧，掌心向内。垂放的手姿主要用于站立之时，是一种自然、平静的状态。见图2-70~ 图2-72。

（2）背手：方法是双臂伸到背后，双手相握，同时昂首挺胸。多见于站立、行走时，既可显示权威，又可镇定自己，充分表达出自信的状态。见图2-73。

（3）持物：是指用手拿东西，这是手在生活中最为常用的功能，正确得体的持物姿势，不但能更充分地发挥双手的作用，也能够体现出良好的礼仪素质和个人修养。得体的持物姿势应该稳妥、到位、自然、卫生。持物时可用一只手，也可用两只手，但是最关键的是拿东西时应动作自然，用力均匀。不应翘起无名指与小指，显得忸怩作态。

（4）鼓掌：用以表示欢迎、祝贺、支持的一种手姿，多用于会议、演出、比赛或迎候嘉宾。鼓掌的正确方法是右手掌心向下，有节奏地拍击左掌，必要时，还应起身站立。见图2-74。

（5）握手：握手是国际上被公认的也是最常见的欢迎方式，通常在相见和道别时使用，主要表达相互间的友好，也可表示欢迎、感谢、祝贺、珍重等多种意思。握手时，应先向对方打招呼并注视对方，距离对方一步远时，伸出右手，四指并拢，拇指张开，上身稍向前倾，握住对方的手3~5秒，上下晃动两次即可。握手时应注意伸手的次序，通常应由位尊者先伸手，即年长者、上司、主人、女性先伸手，握手的力度要轻重适中，时间不宜过长或过短。在握手时还有一些禁忌需要注意，如不能坐着握手，不能用左手握手，人多时不能交叉握手，不能戴着手套或手不洁净时跟他人握手，不能强行握手或拒绝握手，更不能握手后立刻擦手或洗手。见图2-75。

（6）夸奖：主要用以表扬他人。其做法是伸出右手，翘起拇指，指尖向上，指腹面向被称

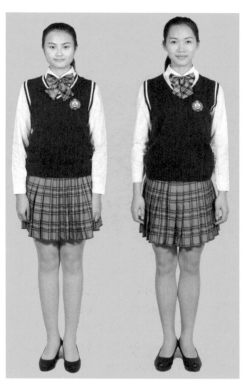

图 2-70 站立双手自然下垂

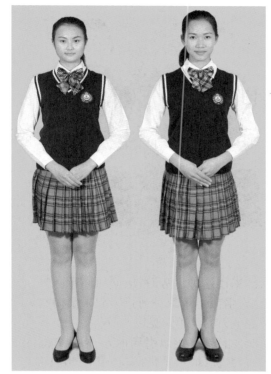

图 2-71 站立双手叠放于腹前

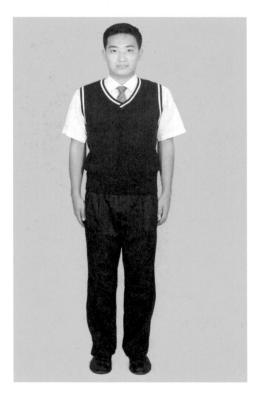

图 2-72 站立双手自然垂放于身体两侧

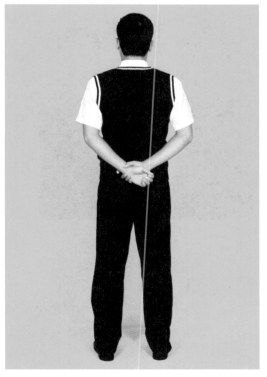

图 2-73 站立背手

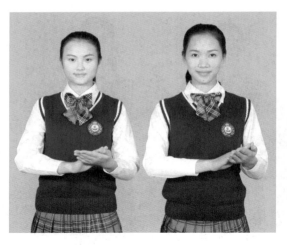

图2-74 鼓掌

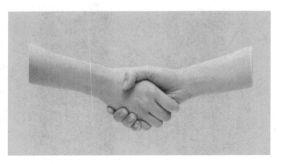

图2-75 握手

赞者。采用这种手势时,应同时面带微笑向其注视,以示由衷和诚恳之情,否则会显得心不在焉,虚情假意。禁忌拇指竖起来反向指向他人,或自指鼻尖,这些藐视他人和自大的举止会引起他人的反感。见图2-76。

(7)指示:是用以引导他人、指示方向的手势。其正确做法是以右手或左手抬至一定高度,四指并拢,拇指微张,掌心向上,以其肘部为轴,朝一定方向伸出手臂。在做指示手势时,掌心的朝向需要特别留意,掌心向上时表示诚恳、谦逊,而掌心向下则表示命令、强迫,应尽量避免。见图2-77。

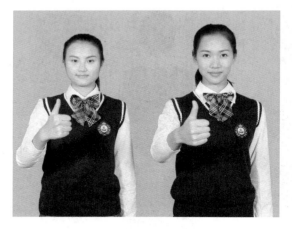

图2-76 伸出大拇指

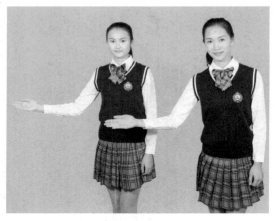

图2-77 指示

🔍 **知识拓展**

用正确优美的手势引领患者

手势具有很强的心理倾向性和表达力,通过使用正确优美的手势引领患者,可以表达一个护士职业的礼仪素养。在介绍病区环境时,应落落大方地运用正确的引导姿态。左手或右手抬高至腰部,四指并拢,拇指微张,掌心向上,为"尊敬"和"请"的敬意语态,以肘部为轴,可以右手单臂或双臂横摆式,朝一定的方向伸出手臂。在楼道拐弯处或上下楼梯时,要事先告知患者,并用手示意"请右拐"、"请上楼"、"请注意脚下"等。通过护士正确的引领,可以使患者安全、准确地到达目的地,同时护士优美正确的引领会给患者以真诚服务的深刻印象。

 想一想

　　现代人的手姿内涵越来越丰富,尤其是年轻人,会用手姿交流,你知道哪些手姿的含义? 请说出来,分享交流。

　　2. 手姿的不同含义

　　(1)竖起大拇指:这个动作在很多国家普遍被用来表示支持和赞同:"干得好!"或者"棒极了!"在中国表示"称赞、夸奖、鼓励、了不起"。在其他地区,这个手势具有完全不同的意义,如在意大利表示"一",在日本表示"老爷子",在美国和英国拦车时也可使用这个手势。在俄罗斯、希腊则是让对方"滚蛋"之意,而澳大利亚和新西兰则把这种手势视为一种对他人人格的污辱。

　　(2)"V"形手势:食指和中指分开呈现为"V"形的手势,掌心朝前。这一手势,在欧美国家表示"胜利、成功",在中国可表示数字"二"。

　　(3)"OK"手势:手心向前,食指和拇指指尖相对,中指、无名指和小指伸开的手势。在不同国家代表不同的含义。在美国及讲英语的其他国家表示"赞扬"和"允许"之意;在法国,它的意思是"零"、"品质恶劣"、"微不足道"或"一钱不值";在日本人眼里,"OK"手势则代表"钞票"、"金钱";在泰国表示"没问题";在巴西这一手势则表示"粗俗下流";在马耳他,则是一句无声而恶毒的骂人话。

　　(4)伸出食指:通常指手心向前,食指伸出朝上,其余四指握拳的手势。在中国、韩国、印度尼西亚、墨西哥等国家用这种手势表示"一"或"一次";在缅甸表示请求别人帮忙或拜托某人某事;在新加坡谈话时伸出食指,表示所谈的事很重要;在澳大利亚表示"再来一杯啤酒"。

　　3. 训练方法　重点练习指示手势,分两步完成:

　　1)在站立的基础上抬起右手或左手至一定高度,掌心向上,四指并拢,拇指与其他四指分开,手掌稍弯曲。

　　2)向身体外侧打开手臂,同时掌心向上并稍向内倾斜,指尖指向所指方向。

边学边练

实践二　基本行为礼仪训练

二、护理工作中的行为礼仪

　　行为礼仪是指人们在日常生活中举止方面应遵守的基本要求和规范。护理工作中的行为礼仪是以服务对象即患者为中心的行为要求和规范,实质内涵是护理人员在工作岗位上向患者提供服务时标准的具体做法,强调工作中的行为姿态。护士在工作中的举止和常见姿态礼仪,包括站姿、行姿、坐姿、蹲姿、推治疗车、端治疗盘、持病历夹、搬放椅子等。

在护理工作中行为礼仪要遵守举止有度的原则,体现文明、优雅、敬人。文明要求自然大方,高雅脱俗;优雅要求规范美观,得体适度,不卑不亢;敬人要求礼敬他人,体现出尊重、友好和善意。

(一) 护理工作中的举止礼仪

举止又称体态,是指人的肢体所呈现出的各种体态及其变动的行为动作和表情。护士工作中的举止礼仪主要是指护士在工作时的站姿、坐姿、行姿、蹲姿、手姿和表情。

1. 护士的站姿要求 站姿是所有体态的基础,护士在工作中的基本站姿为:头正颈直,双目平视,面带微笑,两肩外展,双臂自然下垂,挺胸收腹,收臀并膝,两脚呈"V"字或"丁"字形,两手交叉于下腹部,双手相握。体现出挺拔向上,稳重自然的良好风貌。

女护士还可采用正"丁"字步配上单侧手臂抬于腰间的站姿,同样优美。男护士还可以采用双脚平行分开不超过肩宽,右手握住左手腕上方,自然贴于腹前。见图2-78~图2-80。

工作中的站姿可根据不同情况,遵循力学原则及行为规范要求,采用不同的站姿,做到既节力又优雅。

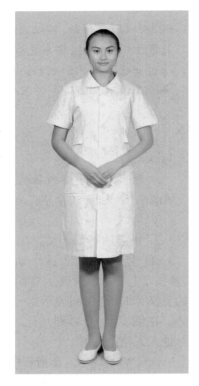

图2-78 护士站姿1

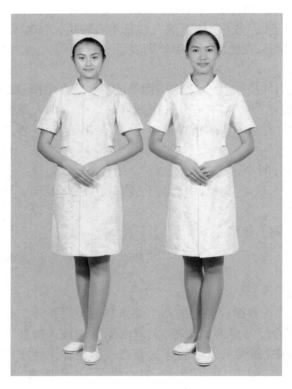

图2-79 护士站姿2

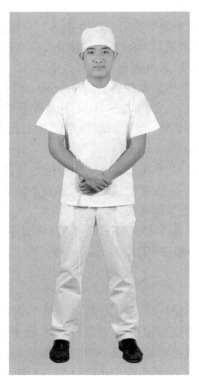

图2-80 男护士站姿

想一想

在以下工作场景中,如在门诊大厅导诊、病床旁交接班时、晨会交接班时、向患者进行健康宣教时,您应该采取哪种站姿? 说出您的理由。

2. **护士的坐姿要求** 护士在工作中不应随意就座,落座时应端正安稳。护士工作时基本的坐姿为:坐下时将右脚后移半步,双手或单手放于身后顺势从腰间向下理顺工作衣,轻坐于椅子上,臀部占椅面的 1/2~2/3 左右,上身自然挺直,躯干与大腿呈 90°,双手相握,双手拇指自然弯曲向内,交叉相握于腹前,双膝轻靠,两脚并拢,脚尖向前。见图 2-81 和 2-82。

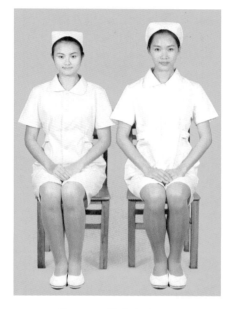

图 2-81　护士坐姿正面

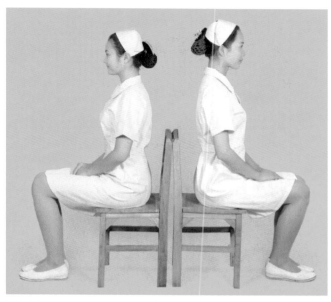

图 2-82　护士坐姿侧面

在不同的工作环境下,护士可采用下列几种坐姿:双腿斜放式,前伸后屈式,还有双腿交叉式和双脚内收式。见图 2-83~ 图 2-86。

3. **护士的行姿要求** 护士在工作中行走时应体现轻盈稳健、从容不迫。护士工作的基本行姿为:精神饱满,头正肩平,双目平视,挺胸收腹,双臂自然摆动,足尖向前,呈直线行走,步幅均匀,步速适中。

巡视病房或到病房进行治疗时应做到步履轻稳,在病房出现紧急情况时,沉稳地加快步速,步伐应轻盈快捷,快而不慌,表现出"急患者所急"的工作作风,使工作紧张有序,忙而不乱,增加患者的安全感和信赖感。见图 2-87~ 图 2-89。

做一做

现在按照护士坐姿的要求试着做一做,感觉一下应如何使姿态保持优美? 让同桌做你的评委。

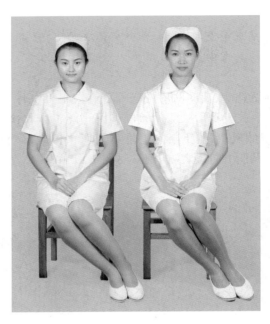

图 2-83 护士坐姿 - 双腿斜放式

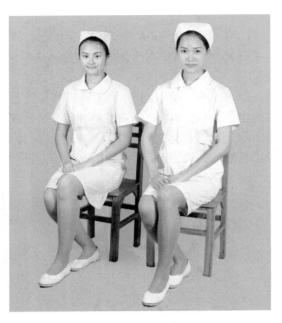

图 2-84 护士坐姿 - 前伸后屈式

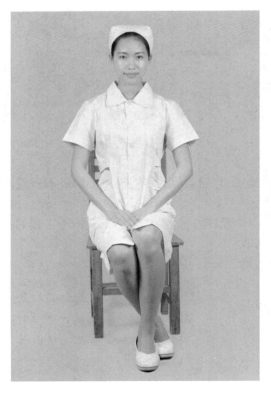

图 2-85 护士坐姿 - 双脚交叉式

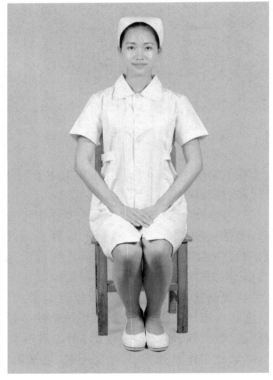

图 2-86 护士坐姿 - 双脚内收式

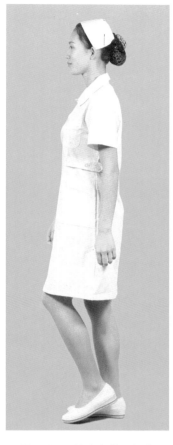

图 2-87　护士行姿 - 起步

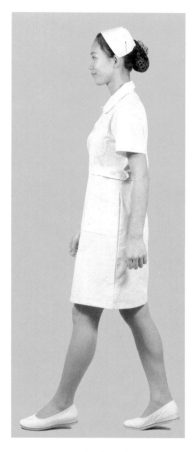

图 2-88　护士行姿 - 迈步

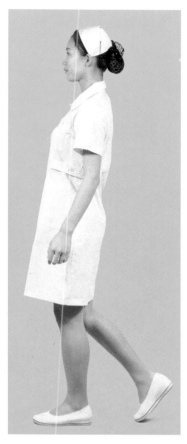

图 2-89　护士行姿 - 落步

4. 护士的蹲姿要求　工作基本蹲姿:下蹲时,应注意掌握左脚在前右脚稍后的原则,头略低,上身挺直前倾,双脚靠紧,臀部向下。俯身拾物时,一脚后退半步,理顺身后工作衣,屈膝下蹲,拾物。见图 2-90~ 图 2-93。

(二) 护理工作中的行为礼仪

护士工作中的行为礼仪是指护士在护理治疗工作中应当遵守的行为规范,涉及推治疗车、端治疗盘、持病历夹和搬放椅子等常见姿态,这些姿态的规范、优雅可以体现护士优良的职业素质和美的感受,对患者的治疗和康复起到积极的促进作用。

1. 推治疗车　治疗车是日常护理工作中常用的设备,护士推治疗车是在站姿和行姿的基础上进行的,应保持车速适中,运行平稳、安全。

(1) 方法

护士位于车后无护栏侧,用双手扶住车缘两侧,双臂均匀用力,重心集中于前臂,把稳方向,躯干略向前倾,抬头,挺胸直背,步伐均匀,轻快平稳行进,停放时应稳定,勿使物品掉落。见图 2-94 和图 2-95。

(2) 注意事项

1) 礼让患者:推车在走廊和对面患者相遇时,应先将车推在一侧,请患者先行。

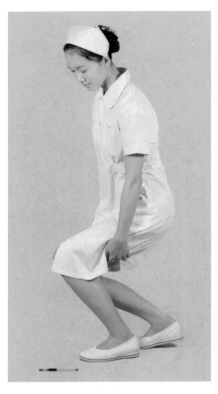
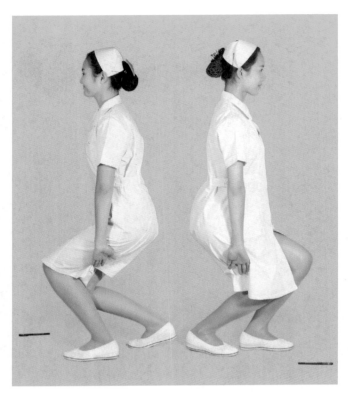

图 2-90 护士蹲姿 - 弯腰预备姿势   图 2-91 护士蹲姿 - 弯腰预备姿势

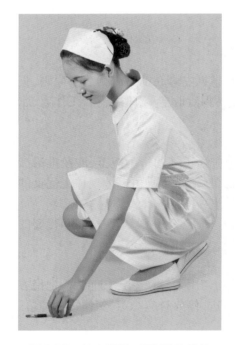
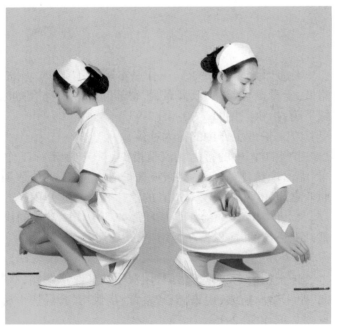

图 2-92 护士蹲姿 - 蹲好拾物姿势   图 2-93 护士蹲姿 - 蹲好拾物姿势

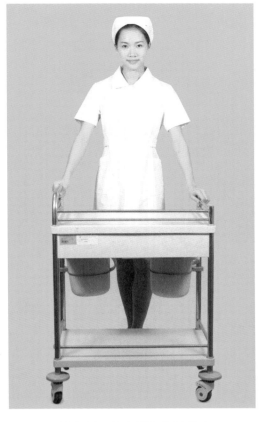

图 2-94 护士推治疗车正面

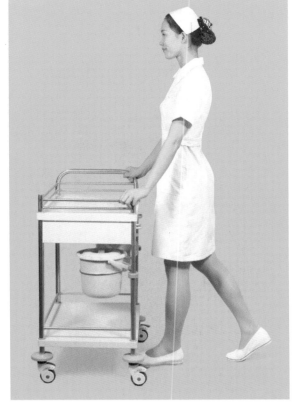

图 2-95 护士推治疗车侧面

2）避免用车撞门：进门前先将车停稳，用手轻推开门后，再推车入室，入室后，关上门，再推车至病床旁。

3）避免发出响声：经常检查治疗车的完好性，避免推车速度快而发出声响，也避免用手拽着车走。

2. 端治疗盘　治疗盘也是护理工作中的常用设备，护士在进行护理操作时经常会使用治疗盘，因此端治疗盘也是护理工作中常见的姿势，要求做到节力、平稳，姿势优美。

（1）方法

在站姿或行姿的基础上，上臂贴近躯干，肘关节弯曲 90°贴近躯干，四指和手掌托住两侧盘底，四指自然分开，拇指置于盘缘中部，盘缘距躯干约 5~10cm，前臂同上臂及手一起用力。行走时保持治疗盘平稳。见图 2-96~ 图 2-98。

（2）注意事项

1）礼让患者：端治疗盘行走中迎面遇到患者，应向左或右侧方让开一步，请患者先过。

2）端治疗盘时盘不可倾斜；双手拇指不能触及盘的内面；盘缘不可触及到护士服。

3）端治疗盘时应该用肩部或肘部将门轻轻推开，避免用脚踢门。

3. 持病历夹　病历是重要的医疗文件，护士与病历夹的接触最为密切，工作中常需持夹行走。正确的持夹方法不仅能体现护士对医疗文件的重视，也反映出护士对工作的严谨，更能展示护士的姿态美。

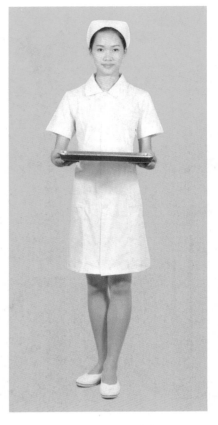
图2-96 护士端治疗盘正面

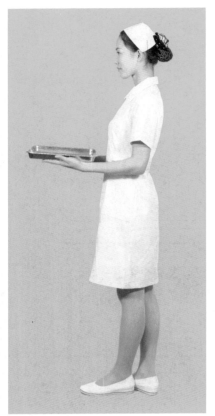
图2-97 护士端治疗盘侧面

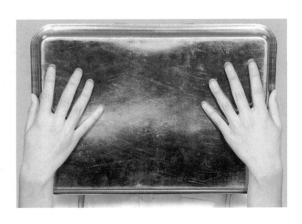
图2-98 端治疗盘手法

（1）方法

行走时持夹方法：肩部自然放松，上臂贴近躯干，病历夹正面向内，一手握住夹的上 1/3，病历夹前部略上抬，另一手自然下垂，或一手握住病历夹中部，放于侧腰部。见图 2-99 和图 2-100。

书写或阅读时持病历夹的方法：一手持病历夹一侧前 1/3 处，将夹放于前臂上，手臂稍外展，持夹上臂靠近躯干，另一手可翻阅或书写。见图 2-101 和图 2-102。

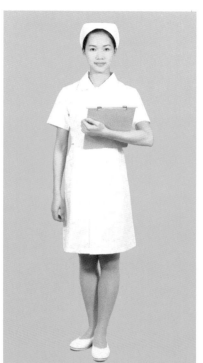

图 2-99　护士持病历夹正面

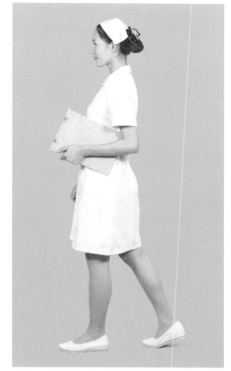

图 2-100　护士持病历夹侧面

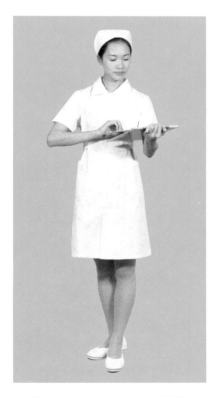

图 2-101　护士持病历夹翻阅

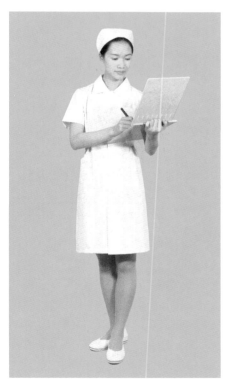

图 2-102　护士持病历夹书写

（2）注意事项

1）不可随意拎着病历夹走来走去。

2）持病历夹时，不应做与护理无关的事情。

3）在患者面前不要随意乱放病历夹。

4. 搬放椅子 椅子是病房中配给每位患者床边的物品，在进行床铺整理或某些治疗操作时，需要移动，搬放时要做到动作轻巧、节力、姿势优美。

（1）方法

搬放椅子时，人侧立于椅子后面，双脚前后分开，双腿屈曲，一手将椅背夹于手臂与身体之间，握稳背撑，起身前行，另一手自然扶持椅背上端。拿起或放下时要保持轻巧，控制好力度。见图 2-103 和图 2-104。

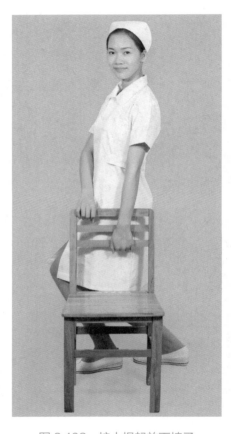
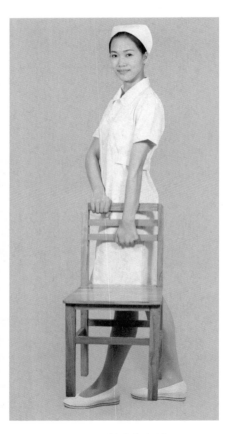

图 2-103 护士提起放下椅子　　　　　图 2-104 护士搬起椅子

（2）注意事项

1）搬起前应告知患者，如椅子上放有物品时，应征得患者意见后，将物品改放他处。

2）搬起后要避免与床等物品相碰。

3）操作完成后要放回原位或征得患者意见后放置。

5. 推平车 平车一般用来运送急重患者或手术前后的患者，要求快中求稳。

（1）方法

护士站在患者头侧，患者头部应卧于大车轮端，以减轻由于转动过多或颠簸所引起的不适,小车轮端位于前方,以便掌握方向。运送过程中要保持车速平稳,直线推行,根据病情需要保护患者。

(2)注意事项

1)平车上、下坡时,患者的头部应在高处,以防引起患者不适。

2)进出门时,应先将门打开,不可用车撞门,以免震动患者、损坏建筑物。

3)冬季要注意保暖,以免受凉。

6.训练方法 在护理实验室内,准备好治疗车、方盘、病历夹和椅子,配上音乐,进行练习。

在训练的同时,也要在日常生活和运动中,培养有规律的生活习惯,使自己的姿势更加规范。

 边学边练

实践三 护士工作行为礼仪训练

 礼仪剪影

请为现在的你拍照,再次用文字记录自己的仪容仪态,与本节学习之前所拍的照片进行对比,找出自己的变化。

课 后 任 务

基础任务

1.护士行为礼仪的含义是什么?有哪些特点?

2.基本站姿、坐姿、行姿、蹲姿的具体要求是什么?

3.练习推治疗车、持病历夹、端治疗盘、搬放椅子的方法。

提高任务

基本行为礼仪主要包括什么?你认为还应有哪些?

拓展任务

请观察周围的人,总结分析行为礼仪会在哪些方面影响人的整体形象,如何才能成为一名举止得体的护士。

(郝 茹 耿 洁)

项目二　即将从事护理工作——护士工作礼仪

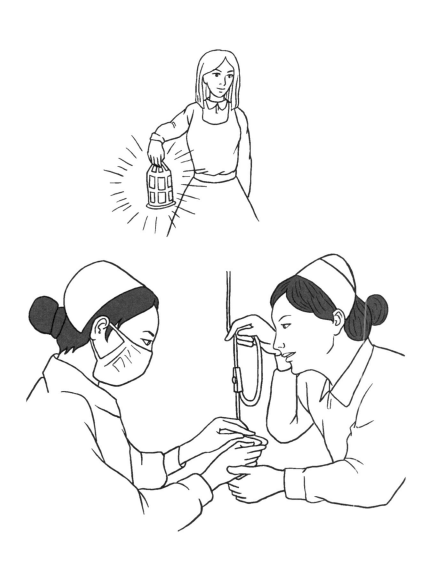

任务三 护士言谈礼仪

学习目标

1. 具有与患者及家属进行良好的交流与沟通的能力,充分地理解、关心患者。
2. 了解日常言谈礼仪规范。
3. 掌握良好的语言表达方式。
4. 掌握临床的言谈、态势语言表达的礼仪。
5. 学会运用言谈技巧与患者沟通。

本章重点是学习语言交流的基本礼仪;难点是在护理工作中运用灵活多变的方式与患者交流;学习过程中需注重环境、患者情况,体会语言交流的技巧、方法。

一次温暖人心的对话,一次激励人生的演讲,一场真心诚意的交流,可能会改变一个人的生活。有效的语言交谈,也是一门学问。作为一名护士,如何与患者交流? 如何用恰当的语言促进患者康复? 是护生在学习护理礼仪知识中关键的一课。

【课前准备】

预习言谈的基本礼仪以及护理工作中言谈礼仪的相关知识,熟悉各年龄阶段的患者和家属的心理特点,熟悉与护理相关的态势语言,增加课外知识,主动学习医院的规章制度,并在工作中能够灵活运用言谈礼仪。明确任务及活动要求,按要求预先开展相关活动,记录活动的过程,汇总需解决的问题,做好展示汇报的准备。

活 动 一

工作情景与任务

导入情景:

护理专业二年级学生小欣,到医院内科病房见习。小欣在病房工作中,接触到患者、患者家属、同事等各种各样的人员,需要为他们服务、与他们交流,过得忙碌而充实。偶尔也会因为对患者的称谓或语言交流等方面闹出些笑话。

工作任务:

在不同的场景下,请小欣运用言谈技巧与患者进行交谈。

【描述】

在下列不同的场景中,小欣应该怎样用言语表达呢?

1. 对患者的称呼 小欣来到科室第一天,带教老师告诉小欣:"科室里面的老年患者较多,因此,在跟他们打招呼的时候,可以使用亲切的称呼,比如'爷爷'、'奶奶'。"于是,小欣想到,如果遇到不同年龄的患者,应该如何称呼呢?

年龄段	称谓
婴幼儿	
少年	
少女	
青年男性	
青年女性	
中年男性	
中年女性	
老年男性	
老年女性	

2. 自我介绍 作为一名实习护士,小欣在医院工作的时候经常需要向患者介绍自己,为了让患者记住自己,小欣想出了一个办法,在介绍自己的时候说道:"你好,我叫张欣,我出生的时候,父母希望我像小树一样欣欣向荣,所以,取单名'欣'字,您可以叫我小欣,请记住我这棵欣欣向荣的小树。"同学们是如何介绍自己的呢?

3. 与患者的交流

(1) 安慰患者

王大爷住在 3 床,几天前获悉自己病情恶化以后,感觉很失落,不想吃饭没有食欲,晚上睡不着觉。一天,小欣到病房做护理,王大爷对小欣说:"我老了,身体也不可能恢复到以前了。"小欣应该怎样安慰患者呢?

(2) 解释病情

张阿姨在住院期间根据病情,需要服用某种药物进行治疗,而这种药物有过敏反应的副作用。使用这种药物前,医生和护士都向张阿姨说明了服用这种药物的必要性,同时也告诉张阿姨可能有个别患者服用该药物会出现过敏反应,不重且可自行消退。但张阿姨出现皮肤瘙痒、起红疹等过敏反应的症状后,还是不能理解和接受,生气地说:"你们给我吃的是什么药?"对此,小欣应该如何向患者解释呢?

(3) 鼓励患者

黄大叔因左小腿骨折手术治疗,手术后恢复期需要下地行走,但因担心腿的恢复情况,他不敢下地。小欣应该如何鼓励患者呢?

(4) 劝说患者

曾阿姨因病情需要每天抽取血液样本,检测电解质浓度,为临床用药提供依据,但曾阿姨还是不能接受每天抽血。一天清晨,她对小欣说:"我不抽血啦,这样抽下去,我会被抽干的。"小欣知道,每次抽取的血液量极少,对人体影响不大。但是,如果不抽血就无法监测血液电解质浓度,将会影响治疗。小欣应该怎么劝说曾阿姨呢?

（5）规劝家属

每逢探视时间，患者小潘的亲友都会过来探访。一天上午，5位亲友同时来探望他，探视的时间到了，还没有离开，想再与小潘聊一会儿。对到病房通知小潘亲友离开的小欣说："让我们再聊一会儿吧。"但探视过时停留不仅影响到了同室病友的休息，也影响了小潘的休息。小欣应该怎样劝说呢？

4. 与同事的交往

（1）申请调班

一天，小欣接到电话，有位远方的朋友3天后到来，需要接站，但是正巧那天小欣值班。于是，小欣欲与护士小花调班，小欣应该怎样向护士长说呢？

（2）联系维修

夜间值班时，一个病房的电视坏了，患者催促修理，小欣需要联系后勤科室的同事来维修，但是后勤科室的同事暂时没有时间过来。小欣应该怎样与后勤科室说呢？

【分析】

护士的言谈在护患沟通过程中起着主导作用，言谈看似简单，却需要技巧。护士要善于观察，学会言谈的技巧和方法，把握交谈的主动权，用亲和、简洁的话语营造轻松愉快的工作氛围。

【准备】

做好情景模拟的准备。

【步骤】

1. 讨论分析　自由组合，2~3人一组，讨论在上述不同场合中小欣该怎样表达，将讨论的内容写下来。

2. 汇报交流　请两组同学将讨论的内容与大家分享，其他同学补充。

3. 评价反馈　请老师和其他同学总结并评价学习效果。

【时间】

15分钟

【评价】

学习评价表

评价项目	评价内容	小组评价	教师评价
礼仪技能	通过认真思考，能够根据不同场景恰当表达	好　中等　需努力	好　中等　需努力
	能体谅并且照顾到患者的需求	好　中等　需努力	好　中等　需努力
	能够对其他同学言谈表现的合理与否进行正确判断	好　中等　需努力	好　中等　需努力
	注重学习中的言谈礼仪，团队合作融洽	好　中等　需努力	好　中等　需努力
礼仪知识	尊称的知识	好　中等　需努力	好　中等　需努力
	文明用语的知识	好　中等　需努力	好　中等　需努力
礼仪态度	态度诚恳，注重礼仪习惯的养成	好　中等　需努力	好　中等　需努力
	善于沟通，在学习过程中处处体现出较强的礼仪素质	好　中等　需努力	好　中等　需努力
综合评价			
努力方向			

活 动 二

【描述】

观察下列图中人物的表情（图 3-1~ 图 3-6），分别找出对应高兴、惊喜、生气、悲伤、失望、紧张的心理活动照片。

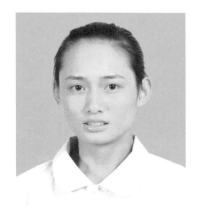

图 3-1　心理活动 1

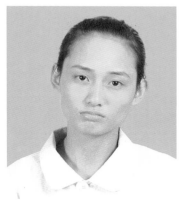

图 3-2　心理活动 2

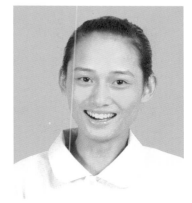

图 3-3　心理活动 3

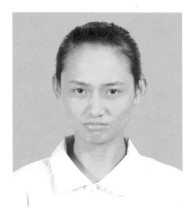

图 3-4　心理活动 4

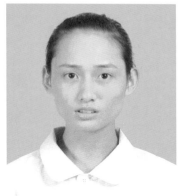

图 3-5　心理活动 5

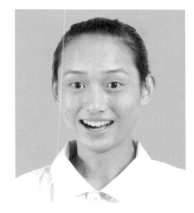

图 3-6　心理活动 6

【分析】

你知道什么是态势语言吗？你知道态势语言在言谈过程中的作用吗？态势语言是以人的表情、姿态和动作等来表示一定语义、进行信息传递的一种伴随性无声语言，又称体态语言或人体语言。它是一种无声的语言，在交流中起着补充和强化的作用。美国心理学家艾伯特·梅拉比安（F.H.Allport）曾用一个公式来表达了态势语言在交流中的重要作用，即信息的总效果 =7% 的有声语言 +38% 的语音 +55% 的面部表情。因此，在言谈中，除了注重言语的表达之外，更要注重态势语言的运用。

【准备】

态势语言的相关知识，镜子。

69

【步骤】

1. 自由组合,2~3 人一组,观察图中的态势语言,并分析他们的心理活动,将相应的心理活动填写出来。

2. 分组练习用表情、姿态或者动作表达以下心理活动:高兴,悲伤,期盼,疑惑,鼓励,失落,生气。

3. 请两组同学进行展示,看看谁的态势语言表达准确、生动。

4. 请老师和其他同学总结并评价学习效果。

【时间】

15 分钟

【评价】

学习评价表

评价项目	评价内容	小组评价	教师评价
礼仪技能	通过认真观察,掌握不同的情境所需要配合的态势语言	好 中等 需努力	好 中等 需努力
	能通过表情、动作、姿态来准确表达内心的活动	好 中等 需努力	好 中等 需努力
	能够对其他同学态势语言表现的合理与否进行正确判断	好 中等 需努力	好 中等 需努力
	注重学习中的沟通礼仪,团队合作融洽	好 中等 需努力	好 中等 需努力
礼仪知识	眼神表达的礼仪	好 中等 需努力	好 中等 需努力
	姿态表达的礼仪	好 中等 需努力	好 中等 需努力
	动作表达的礼仪	好 中等 需努力	好 中等 需努力
礼仪态度	态度诚恳,注重礼仪习惯的养成	好 中等 需努力	好 中等 需努力
	善于沟通,在学习过程中体现出较强的礼仪素质	好 中等 需努力	好 中等 需努力
综合评价			
努力方向			

相 关 知 识

言谈(the way one speaks or what he says)是人类交往的重要基础之一。护士在工作期间,若想通过言谈达到交流的预期目的,除了用词准确、语言连贯,还应注意"礼"的运用。

一、言谈的基本礼仪

(一) 言谈的原则

1. 诚恳真切　诚恳与真切的表现,是真心待人处事的表现。在言谈过程中,诚恳的态度以及真切的语言是人们良好印象的重要基础。诚恳的态度,需要言谈者拥有高尚的品质作为支撑,使对方感到可信赖。另外,真切的语言,首先表现在言谈的内容上,就是我们常说的要讲"真话"、"实话"。没有人愿意在言谈中获得虚假信息,否则就会产生被愚弄的感觉,引起各种不良情绪。

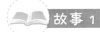 **故事 1**

猫 和 母 鸡

　　猫听说农场里的母鸡全都病倒了,便装扮成医生,带上医疗器械,来到农场。它站在门旁问母鸡们觉得身体怎么样。母鸡们回答:"好得很,请你离我们远点,即便你打扮得再好,我也知道你不是医生。"(摘自《伊索寓言》)

　　这则寓言说明,聪明人总是能够辨别坏人,即使他们乔装打扮。不真诚、欺骗的话语,也最终都会被拆穿。

　　2. 待人平等　"平等"一词是指人们在社会、政治、经济、法律等方面享有相等待遇,也泛指地位平等。在言谈交流中,"平等"多指的是在精神上互相理解,互相尊重,把对方当成和自己一样的人来看待。人在言谈时,应该根据人的社会属性选择话题,但要遵循平等原则。因此,在谈话过程中,要以自然平等的态度、亲切的话语与人交谈,要理解和信任对方,建立和谐的人际关系。

　　3. 礼让对方　"礼让"有谦恭礼让、守礼谦让的意思,是中华民族的传统美德。谈话中以对方为中心,注意听取对方谈话,态度要诚恳、自然、大方,言语要和气亲切,表达得体。

故事 2

《论语·颜渊篇》

　　仲弓问仁。子曰:"出门如见大宾,使民如承大祭。己所不欲,勿施于人。在邦无怨,在家无怨。"仲弓曰:"雍虽不敏,请事斯语矣!"意思是,仲弓问孔子如何处世才能合乎仁道?孔子回答道:"一个人待人接物要严肃认真对待,自己不喜欢的事不要强加给别人,不论在朝在野都不要去发牢骚。"仲弓感谢道:"我虽迟钝,但一定要牢记先生的话。"

　　"己所不欲,勿施于人"指的是人应该有宽广的胸怀,待人处事之时切勿心胸狭窄,而应宽宏大量,宽恕待人,这也是中国儒家思想的极致体现。

　　4. 目的明确　言谈的目的就是要满足人们智、情、意三方面的要求。言谈是为了实现一定的目的,目的性原则是言谈的首要原则。在有目的的情况之下,双方的沟通才有意义。一般来说,言谈的目的在于:一是传递信息或知识,二是引起注意或兴趣,三是争取了解或信任,四是激励或鼓励,五是说服或劝告。因此,在谈话过程中,我们要注意保持谈话的方向性。

　　5. 举止大方　"举止大方"描述人的举动不俗气,不造作,形容人的行为动作不拘束,堂堂正正。在陌生人面前,表现得从容不迫,不卑不亢,尽量消除扭捏作态、躲躲闪闪、慌慌张张的姿态。面对自己熟悉的人,谈话时也不要过于随便。因此,与任何人的交谈都应该落落大方,彰显个人魅力。要做到举止大方,需要勇于表达,增加锻炼机会和自我修正的意识,通过反复实践,逐步做到举止大方、端庄得体。

　　6. 表达顺畅　表达顺畅既是一种能力,也是一种习惯。流利的口语表达,更容易表明自己的意见,节省对话双方的时间,将精力集中于需要解决的问题上。语言表达能力需要不断地练习。言谈中,避开书面语言,使用口语交谈。同时,去掉诸如"那个"、"反正"、"然后"

等过多的口头语以及不自觉出现的一些发音,如"嗯"、"呢"等,提高表达能力,增强学习意识,让表达内容更完整,让自己更自信。

7. 话随境迁　语言的表达需要依靠周围的环境氛围,"语境"一词也由此产生。语境的产生可以从社会环境、自然环境和言谈时候周围的环境区分,其中最主要是言谈时周围的环境。因此,话题应根据不同的场合来选择。在正式场合,选择的话题不应过于随意;在非正式场合,选择的话题可相对轻松愉悦。

（二）语言的规范

语言规范是指使用某种语言的人所应共同遵守的语音、词汇、语法等方面的标准和典范。日常交往也要求我们使用规范的语言。

1. 语音语调适中,语速节奏均匀　语音是语言符号系统的载体。在交流中,我们应该注意自己的发音是否准确,做到表达清晰。同时,注意在公共场合谈话声音不宜过大,以免影响其他人,如在图书馆、咖啡厅或是一些比较安静的场所,切勿大声喧哗,影响他人。语调也要注意自然,不造作,切勿忽高忽低。语速的快慢会影响人们接受信息,语速过快,会让人有急促的感觉;语速过慢,容易让人走神,注意力不集中。一般情况下,语速保持在150~300 字 / 分钟比较合适。

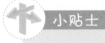

新 闻 语 速

据观察指出,《中央新闻联播》节目的语速约为 280~300 字每分钟。据报道,中国之声(原中央人民广播电台)的 30 分钟《新闻和报纸摘要》广播节目,在 20 世纪 60 年代,语速是每分钟约 180 个字;80 年代,每分钟 200 到 220 个字;90 年代,每分钟 240 到 260 个字。近几年,每分钟达到 260 到 280 个字,最快时达到每分钟 300 多字。

打开手机上的秒表功能,找一段话读一读,记录自己的语速。同学之间相互观察,分析不同的语速对语言的表达有什么不同的效果。

2. 用词恰当规范,用语贴切自然　古人云"一言以兴邦,一言以丧国",充分说明了用词的重要性,有时候胜利与失败,就在这一词之差。因此,在日常的言谈中,我们应在礼仪的层面上,注意自己的用词。见图3-7。

（1）见面语:用于刚刚认识新朋友或者见到老朋友时,表达自己的热情,如"初次见面,请多多关照"、"很高兴认识您"、"最近如何"、"很久没见,见到您很高兴"等。

（2）请托语:是在向朋友或者他人提出某种请求或要求时使用的语言,如"拜托您"、"请帮个忙"、"麻烦您关照一下"、"劳驾"、"让您费心了"等。

（3）致谢语:是当别人帮助你时,表示感谢的话,如"谢谢您的用心"、"感激不尽"、"万分感谢"等。

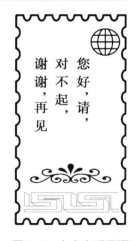

图3-7　十字文明用语

（4）安慰语：是指用宽慰、希望、鼓励以及共情的语言去减轻对方的不安或焦虑。如"您别太担心了"、"先不要着急"等。

（5）问候语：是指问好、问安的语言，如"您现在怎么样"、"早上好"等。

（6）祝福语：是为他人送上祝福时使用的语言，如"祝您早日康复"、"祝您健康长寿"等。

（7）迎送语：表达的是欢迎或者送别，如"欢迎光临"、"一路平安"等。

（8）致歉语：用来表达自己的歉意或者遗憾时的用语，如"对不起"、"让您久等了"等。

📖 **故事3**

一 词 之 差

住院一月余的张大爷今天出院了，他的心里特别高兴，感谢护士的悉心照料。于是，出院前来到护士站，与护士们道别以表达谢意。张大爷说："谢谢你们呀！你们照顾得很好，我终于可以出院了。"护士也表达了自己的祝福。一阵寒暄之后，护士小欣也跟张大爷道别："张大爷，再见。"张大爷听后，笑眯眯地说："再见，就是要我在这里跟你见，再进来住院咯，我可不想咯！"然后，"呵呵"笑起来。小欣听后立刻改正："不、不，张大爷，我的意思是保重、保重。"从此以后，对出院的患者，小欣都不说"再见"二字了。

3. 合理使用敬语、谦语、雅语和尊称

（1）敬语：亦称"敬辞"。敬语的使用可以从侧面体现一个人的文化修养。通常在正规社交场合、与长辈谈话或初次认识等情况下使用。常用敬语如第二人称中的"您"字，代词"阁下"、"尊夫人"、"贵方"、"您老"等。使用敬语的时候应该注意运用自然，表达真切，不要食古不化，刻意修饰，不然会显得做作。

（2）谦语：亦称"谦辞"，表示自谦的一种词语，与"敬语"相对，最常用的用法是在别人面前谦称自己和自己的亲属。例如，古人一般称自己为"愚"、"鄙人"、"在下"、"不才"；称呼家人为"家严"、"家慈"、"家兄"、"家嫂"等。现代生活对于谦语的使用并不广泛，但是，我们应该秉承一种自谦的精神，令自己在交往中更容易让人接纳。

（3）雅语：是指一些比较文雅的词语。雅语通常用于一些正规的场合以及有长辈或者女性在场的情况下，描述比较随意的或者隐私的情况，恰当地使用雅语能体现出一个人的文化素养以及尊重他人的个人素质。如"喝茶"可以说成"请用茶"，想上厕所可以说"对不起，我方便一下"。

（4）尊称：是对对方表示尊敬的称呼，针对不同的对象，称呼可有多种。例如：对对方的父亲称令尊，对对方的母亲称令堂，对对方的妻子称令正，对对方的兄弟称令兄（弟），对对方的儿子称令郎，对对方的女儿称千金、令爱等。按照辈分不同，也有不同的尊称，例如："叔叔"、"伯伯"、"阿姨"、"哥哥"、"姐姐"等，有时称对方"兄"、"姐"；根据职业不同，也有不同的尊称，如"李老师"、"张医生"、"关律师"、"王师傅"等；或者是职位上的尊称，如"张校长"、"董主任"、"郑经理"等。对比较熟悉的同辈之间，可在姓氏前加"老"，如"老刘"。

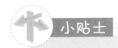

对于长辈及晚辈的称呼

以自身开始,上一辈为父亲,父之父为祖,祖之父为曾祖,曾祖之父为高祖,高祖之父为天祖,天祖之父为烈祖,烈祖之父为太祖,太祖之父为远祖,远祖之父为鼻祖。

由自己往下,为子,子之子为孙,孙之子为曾孙,曾孙之子为玄孙,玄孙之子为来孙,来孙之子为晜(kūn)孙,晜孙之子为云孙,云孙之子为仍孙,仍孙之子为耳孙。

(三) 语言的表达

言谈的过程有可能遇到不方便直接表达但是又必须说明的问题,如果掌握一些技巧,是可以顺利解决这些问题的。

1. 赏识赞美　生活中的每一个人,都有较强的自尊心和荣誉感。你对他们真诚的表扬与赞同,就是对他价值的最好承认和重视。赞美是发自内心地表达对美好事物的肯定或者喜爱,恰如其分的赞美能够增加人际之间交往的情谊,是一种常见的沟通手法。在表达自己的赞美的时候,要融入自己的真情实意,由内而发的表达更能打动别人。如"您今天的气色真不错"、"您对他们的引导还是很有效的"、"您的成绩是有目共睹的"、"你真棒"等。

2. 先抑后扬　在遇到与自己观点不一致的情况下,应该本着学习的心态,听取对方的意见。需要表达自己的意见时,可以采用这种"先抑后扬"的方法,即双方谈话遇到分歧的时候,首先不要断然否定对方的观点,而是要先肯定对方观点的合理部分,然后再引出更合理的观点。任何人都可能有与自己不符的意见,因此,在言谈时,应该处处抱着轻松学习的心态。

3. 提问得当　不恰当的提问,会毁掉一次本来愉悦的谈话。在提问的时候,应该多用设问句,不用祈使句。因为设问句让人感觉到是在商量问题,所以更容易让人接受,而祈使句让人感觉到是在发布命令。

4. 留有余地　说话需要留有余地,这是事物发展的两面性决定的。所有事情都有着两面性,因此,当你认为事物就是如此的时候,实际上,很有可能与你期望的结果背道而驰。不要把问题绝对化,从而使自己失去回旋、挽回的余地。因此,我们说话的时候注意自己的用词,尽量不用一些不留余地的词语,如"绝对不可能"、"肯定会"等。但是,我们应该注意的是,说话也不能总是模棱两可,让人琢磨不透。

5. 用词委婉　在正式的社交场合中,很有可能因为一些私人情况需要中断别人的讲话。此时,你应当力求言语含蓄温和,如在谈话时要去洗手间,可说"对不起,我出去一下,很快回来"。

6. 适当表达　表达以交际、传播为目的,以物、事、情、理为内容,以语言为工具,以听者、读者为接收对象。在言谈时,应该注意自己的话题是否合适,会不会引起他人的非议或者反感,比如说,在教徒面前避免谈论他们禁忌的东西、在刚丧偶的人面前避免谈论夫妻恩爱等。同时,应该避免谈论一些涉及宗教信仰的、个人隐私的话题。除了话题的选择,也应该注意言谈的语言种类,切记不要因为遇见同乡好友,就用家乡话在一群人中两人独自聊开,完全不顾在场的其他人是否能听得懂。同样,如果与外国友人交流,也应该注意即便是有其他中国人在场,也不能两个人用中文言谈起来,让国外友人无法参与,让其产生局外人的感觉。

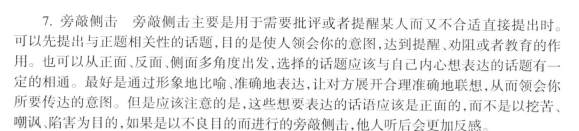

7. 旁敲侧击 旁敲侧击主要是用于需要批评或者提醒某人而又不合适直接提出时。可以先提出与正题相关性的话题，目的是使人领会你的意图，达到提醒、劝阻或者教育的作用。也可以从正面、反面、侧面多角度出发，选择的话题应该与自己内心想表达的话题有一定的相通。最好是通过形象地比喻、准确地表达，让对方展开合理准确地联想，从而领会你所要传达的意图。但是应该注意的是，这些想要表达的话语应该是正面的，而不是以挖苦、嘲讽、陷害为目的，如果是以不良目的而进行的旁敲侧击，他人听后会更加反感。

二、护理工作中的言谈礼仪

(一) 护士言谈的原则

1. 目的性原则 护患之间沟通是以促进患者康复或者健康为目的，护患之间不应只是漫无目的的聊天。护士在沟通过程中，注意保持谈话的方向性，将与患者之间的沟通目的作为交谈的出发点，以其为中心开展提问。

2. 尊重性原则 护患的言谈是以相互尊重为基础的，护士不能因为患者需要帮助而凌驾于患者之上，对患者的情况随意挖苦、不尊重，应该充分考虑患者的意见，从患者的角度出发，理解患者的决定。

3. 平等性原则 待人平等是个体人格平等的重要表现，护士面对的患者可能有职业的不同、年龄的不同、收入的不同，但是护士应始终坚持平等待人的原则，用平等的心态对待每一名患者。护士的眼中，不应该存在患者地位、贫富的差异，每一位患者都应该得到相同的照护。护理人员必须尊重自己的患者，礼貌对待，要用同情、真切的语言同他们交流，对初次入院的患者更应热情接待，耐心解释，以使患者情绪稳定，增强治疗的信心。

4. 通俗性原则 通俗性原则是要求护士在谈话时尽量减少使用专业术语，同时，根据患者的文化程度、年龄、理解能力等，尽量选用与其相匹配的语言、语音、语调进行言谈。做到语言纯正，吐字要清晰，讲话要口语化、通俗化，避免使用患者难以理解的医学术语，在语法上要简洁、精练。

5. 科学性原则 言谈之中，护士是以专业人员的角色出现，因此，讲话的内容应该具有专业性、科学性。严禁传递错误信息给患者，不可以随意编造，传播一些未经证实的理论给患者，比如一些偏方秘方。

6. 情感性原则 护士与患者谈话时要注意心口一致，用真情实感，让患者感受到护士对患者是真心地关怀。切记不能表里不一，表面说一套，背后却对患者的做法或者处境表示嘲讽。因此，护士应调整好自己的心态与看法，给患者以关怀。

7. 艺术性原则 护士在言谈过程中，也应该注意具有一定的艺术性，面对患者不配合，或者一些突发状况时，要用委婉、幽默的语言去化解尴尬或者误会，避免冲突。说话也要注意语气，以免对患者造成负担。

(二) 护士言谈的技巧

懂得言谈技巧的人，生活工作都更能得心应手，容易获得别人的好感与支持。无论是对患者、家属，或者是对上级、同事，说话时都要注意使用一定的技巧。

1. 学会幽默 幽默是沟通的润滑剂，幽默的本质就是有趣、可笑和意味深长。幽默是人类智慧的结晶，是一种高级的情感活动和审美活动。我们应该看到，幽默不仅是让人发笑，因为那只是它最肤浅的作用，其对于制造幽默的人作用更为强大。第一，幽默是一种个性的表现，它能反映出你的开朗、自信和你的智慧。第二，幽默是你化解痛苦的一种方法，当你有痛苦的时候,用幽默的方式去理解痛苦,你会得到更多正面的解释,更容易了解痛苦的合理性,从而降低痛苦对你的负面影响。第三,幽默对人际交往大有好处,它会使你显得更容易接触,和你接触很快乐,别人可以平视你而非仰视。护患言谈中,适当的幽默可以令双方都愉悦,创造轻松和谐的就医氛围。

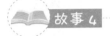 **故事 4**

护士的小幽默

酒鬼:"我没钱买酒了,给我开点药酒吧。"小护士:"药酒没有。"酒鬼:"随便什么酒都可以啊!"小护士:"那就碘酒吧!"酒鬼:……

2. 巧避尴尬　在临床工作中,通常会遇到一些尴尬、一时难以应付的场面,我们可以通过以下方式来化解尴尬。

(1) 善意曲解、把握全局:即采用"故意误会的办法",假装不明白或者不听取他人言行的真实含义,转而从善意的角度理解其意思,化解尴尬局面。

(2) 转移话题、巧妙回避:如果你遇到某个较为严肃、敏感的问题,回答以后有可能会让双方都很尴尬,甚至阻碍言谈正常顺利进行时,可以暂时回避一下,通过转移话题,用一些轻松、愉快的话题来活跃气氛,缓解僵持的场面,或者找个借口,给对方台阶下。

(3) 巧用医学、化解困境:除了可以用以上一些的化解办法,作为一名护士,你也可以通过一些医学的角度,巧妙地化解尴尬的境地。比如说,护士交班时,腹部术后患者放屁了,患者觉得尴尬,这时可以告知患者:"排气了,这是好现象。"

 故事 5

护士的谋略

病房里住着张阿姨和黄阿姨,一天,两位阿姨因播放戏曲争执起来。张阿姨和黄阿姨都是戏曲爱好者,但是两人喜欢的曲目曲风不一样,她俩每日都拿出自己的播放机听。一天,张阿姨拿出了自己的播放机,音量很大。黄阿姨也拿出自己的播放机,不甘示弱地放大声,整个病房气氛立刻紧张起来,她们两个说着说着,就吵起来,要请护士来评理。

护士知道后,并没有当场对两人中的谁来责怪,而是先分别平息了两人的怒火,同时,对双方的心情表示理解,说:"爱好音乐是一件好事,有精神寄托,这样的人生更加积极,是很好的。"然后对双方的做法进行了分析,表示她们的音乐都好听,但病房是需要安静的,不能影响到他人。最后,希望她们能够相互理解,互相欣赏。"你们都是戏曲的爱好者,为什么不相互交流一下,分享经验呢?我相信你们会收获很多哦。"第二日,护士果然听到她们相互交流戏曲的心得。

3. 用心倾听　倾听属于有效沟通的必要部分。倾听要求听者有虚心、耐心、诚心以及善意。护士在倾听过程中,要注意听懂患者的意思,领会患者内心的不安,与患者的情感渐渐相融,使患者的情感宣泄找到出口,内心得到抒发。

知识链接

美国心理学家卡尔·罗杰斯和理查德·法森指出,一个好的倾听者必须要满足四个前提条件才能与倾诉者之间形成良好的互动关系。第一,倾听者必须具备想要倾听的意愿。第二,倾听者在倾听的过程中应做到暂不决断,即倾听者首先要接受对方。但这并不表示倾听者要对倾诉者的观点或行为表示全面赞同,而是在整个互动的过程中倾听者不要以赞同,或是反对来下定论。如果倾诉者有能力负责解决他们自身的问题,好的倾听者就不必再做出任何判断或是提供意见。第三,倾听者必须允许和鼓励倾诉者尽量说出自己的感受。为了成功地解决问题,倾听者要让对方意识到自己的感受、并能接受甚至体会到这种感受。第四,倾听者在倾听的过程中必须要有自己的个人感受,并随时准备好在适当的时候将这些感受融入到谈话当中,形成良好的互动。

（1）参与:参与的意思是指倾听者应该全程投入,让对方感觉到自己的话语被重视,有被关注的感觉,令对方愿意说出所有内心的想法。护士应尽量做到面向患者,与患者保持合适的距离,眼睛处于相同高度,身体可稍向前倾斜。言谈时始终全神贯注,有目光接触,还要适当地对对方的话语给予反应,比如轻轻点头、轻声应和。注意不要随意打断对方的讲话。

（2）核实:在倾听过程中,也要注意核实自己所接收到的内容。总体来说,核实有证实和反馈的作用。证实,即护士在倾听过程中核对自己的理解是否准确;反馈,即在仔细聆听的基础上,观察患者的非语言行为,了解患者对护士表达的语意是否已正确理解、对护士的述说是否感兴趣等。如果护士听到一些量化方面的词语,需要准确化,则需要核实,如患者会说"我这个月经常拉肚子",护士需要核实"经常"这个词语,了解患者拉肚子的频率。另外,当患者语言含糊不清的时候,护士也需要进行核实,可以说:"您说的我不太明白,您能说具体一点吗?"核实体现的是一种负责的精神,不单只对患者要核实,对同行,也应该有核实的习惯,避免出现工作的错漏。

4. 提问技巧　提问可以分为开放式提问和封闭式提问。

（1）开放式提问:开放式提问的答案多样、没有限制、没有框架,可以让对方自由发挥。这种提问方式涉及的范围广,思路开阔,能够深入了解患者某一方面的情况,这种方法多用于刚开始接触患者以及患者情绪紧张和拘束的时候,如:护士可以问"您现在觉得哪里不舒服呢?"、"您昨晚睡得怎么样?"、"您是怎么认为的呢?"

（2）封闭式提问:相对于开放式提问,封闭式提问是指答案是唯一的、有限制的,在提问时给对方一个框架,对方只能在框架中进行回答的提问。这种提问带有比较强烈的目的性,患者的选择比较少,一般可以回答"是"或"否"。这样可以在较短时间内获得更多的资料。比如说"您抽烟吗?"、"您有过敏史吗?"等。

提问的技巧在于根据不同情况、用不同的方式询问患者,不能死板地根据问卷需要或者登记文件的需要照字宣读,以便达到真正了解患者的目的。

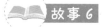**故事6**

护士的提问

一位患者手术三天后下地行走,走了一圈之后,没有觉得有什么身体不适。这时候,一名护士走过来,说:"你不觉得头晕吗?"患者想着、想着,也觉得自己有点头晕恶心,于是赶紧躺回了床上。

如果当时护士这样说:"你好棒,今天可以自己下地走动了,有什么感觉吗?"这样的话,患者不仅得到了鼓励,而且还增加了战胜疾病的信心,这不是更好吗?

5. 同理心　同理心,又叫做换位思考、共情,是站在对方的立场思考的一种方式,是进入并了解他人的内心世界,并将这种了解传达给他人的一种技术与能力。当患者受到疾病折磨或威胁时,渴求得到他人的同情和体贴,这时护士必须具有同理心。

📖 **故事7**

我 明 白 你

六岁的小明进行静脉输液,心里十分害怕,一直哭啼不止。爸爸对小明说,"不哭、不哭,打完针给你吃糖好不好?"任凭这位父亲怎么劝告,小明都哭个不停。这时,护士小欣上前问小明:"打针很痛对不对?"只见小明猛地点头,接着,小欣说:"是不是很不想打针呀?"小明吸了吸鼻子,说:"嗯,我觉得好痛啊。"这时小明才停止哭泣。

6. 沉默是金　在适当的时候沉默,可以免去不必要的麻烦,化解许多有可能成为冲突的事件。沉默可以表达自己对患者的同情和支持,可以为患者和自己提供一定的思考空间和时间。比如说,患者需要安慰的时候,你可以静静地在患者身边,做一个安静的听众;与患者有意见冲突的时候,可以稍作沉默,让双方都有自己思考的时间,可以化解很多不必要的纠纷。

📖 **故事8**

沉 默 能 赢

一位很有权势的知名议员想跟柯立芝(Calvin Coolidge,美国第30任总统)开玩笑,便在一个公开的欢迎会上朝他走过去,吹嘘说:"刚刚我和别人打赌,我可以和你说上比三个字还多的话。"柯立芝一言不发地看着这位议员,然后说:"You Lose(您输了)。"看到这里,或许你已经忍不住莞尔一笑。你能想象柯立芝对那位议员说"You Lose"之后又沉默不语的情景吗?

7. 赞美鼓励　鼓励的话语有时候会像一股暖流,让人获得力量,无论在东方还是在西方,人们都把由衷的赞美和鼓励看作人类心灵的甘泉。鼓励是进步的重要外因。当患者紧张、恐惧时,护士应适当给予鼓励,让患者获得信心,比如说"嗯,你配合得很好"、"小朋友,勇敢一点"等。

📖 **故事9**

赞美和鼓励的意义

一名爱说话、好表现的战士每次开班务会都要受到班长批评,原因是他爱多嘴多舌。班长越批他,他越对着干,结果成了一个"刺头兵"。后来换了一个班长,这个班长

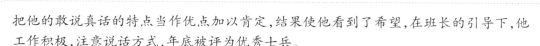

把他的敢说真话的特点当作优点加以肯定,结果使他看到了希望,在班长的引导下,他工作积极,注意说话方式,年底被评为优秀士兵。

获得别人的赞美和鼓励是人类共同的心理需要。一个人的心理需要一旦得到满足,便会成为激励他积极上进的原动力。

8. 态势语言 态势语言是通过表情、姿态和动作等来表示一定语义、进行信息传递的一种伴随性的无声语言。主要是对有声语言的补充,甚至作用大于有声语言。

(1) 表情:"眼睛是心灵的窗户",表情语中,最重要的是眼神的运用。在言谈或演讲时,可以用环视法;私人交流时,为表专注,眼神可以注视着对方的额头或者下巴。使用环视法时,眼睛可以向全场有目的地扫一下,引起听众的注意。这时,听众觉得你在和他交流,这样能较全面地了解他们的反应。还可根据你的环视随时调整演讲的节奏、内容、语调,把握演讲的主动权。在临床工作中,眼睛所起的作用不可低估。不同的眼光传递着不同的信息,如,护士与患儿接触中,护士应蹲下与患儿目光平视,手抚摸患儿头部或身体,患儿会自然消除恐惧,与护士有亲近感。另外,脸部表情也通过其他器官来表达,比如说嘴唇,可以轻轻上扬,会给人一种自信、喜悦的感觉,而嘴唇向下,则是表达出悲伤、不高兴的神情。总之,脸部表情需要每一块肌肉去配合,才能将内心的情感淋漓尽致地表达。

(2) 姿态:所谓"站如松,坐如钟",这是对人的姿态的描述,能显示出个人端庄得体、英气勃发的样子。整个身体的姿态,要做到直而不僵,松而不懈,给人有力、端庄潇洒、自信独立的感觉。双脚站立可以成"丁"字步,一只脚在前一只脚在后,两脚之间呈90°的"丁"字形,或者"稍息式",用于表达比较知性、随心的内容时。护士在临床工作中,应该有良好的姿态。因为,护士的姿态能反应护理专业独特的美。护士与患者接触较多,护士良好的姿态会给患者及家属一种纯洁、俊美、大方、信任之感,对疾病的治疗及康复有促进作用。

(3) 动作:动作语言通常通过手势来表达,常见的手势有上举、下压和平移等几类,各类中又分单手、双手两种,每种又可以作拳式、掌式、屈肘翻腕式等。如空中握拳表示"坚决果断",单手手指微摇表示"蔑视"或"无所谓",双手摊开表示"无可奈何",右手紧握拳头从上劈下表达"愤慨、决心"等。护士在与患者交谈中,应该注意动作的使用。运用手势动作时,应轻巧灵活。如,双手指尖相合、形成搭尖形,表示充满自信;竖起大拇指表示赞评、表扬、鼓励。

(三) 护士言谈的禁忌

1. 涉及隐私的话题 护士在与患者沟通过程中,应站在专业的角度去对患者进行提问,凡涉及与病情无关的患者隐私,应该避免,比如患者不愿意提起的逝去的家人,患者不愿意提起 的工作上的关系等。

2. 命令的语气 护士不应使用命令、质问的口吻。命令式的语气容易与患者之间产生距离,会让患者产生抵触。患者甚至会对护士的作为反感,不配合护士工作。

3. 不文明的语言 在临床上忌讳的是因情绪激动或者语言习惯而使用不文明语,也就是说脏话、伤害性语言。一些因情绪难以自控的话语说出口后覆水难收,有时候会造成护患关系紧张,对患者的自尊伤害甚大,甚至会引起患者的愤怒,导致一些医疗冲突。

4. 喋喋不休的角色 护士也应注意避免在患者面前喋喋不休,一直重复语言,认为重要的内容一遍又一遍地在患者面前讲述,无视患者的不耐烦,用一种长辈的姿态对待患者,这会让患者产生厌烦。

5. 气话或者一言不发　护士因工作繁忙而产生个人情绪的时候,会对患者的问题十分厌烦,有可能发生冲突,有时候说出一些气话,这样会让患者十分难过也会愤怒。护士也有因为不想说话,而对患者一言不发的时候,这很容易导致患者不知所措。

(四)医院常见工作场景的言谈礼仪

言谈礼仪体现在护理工作的方方面面,在任何场合中,都要注意自己的言谈举止。

1. 交接班　护士在上下班之前都要进行交接班,目的是将自己上班期间的患者任务进行交接。交接班时要注意言谈礼仪。

(1)集体交接班:接班者提前上班,查阅记录资料,了解病区内重点、手术患者情况,清点物、药品。晨会集体交班应注意,交班者应声音洪亮、口齿清楚、语速适宜、交班内容全面、重点突出,接班者应全部到齐,严肃、认真。同时,严格掌控时间。

(2)床头交接班:对患者的问候要热情,交班护士须介绍患者的详细情况,在介绍过程中,用陈述的语气,并且注意不要泄露患者的隐私,不能让患者觉得难堪。

2. 询问病史　在临床工作中,询问病史是护士与患者进行交流的第一步,因此,护士的表现、提问都显得尤为重要。

(1)紧扣主题,语言通俗:护士在询问病史时首先是以一般性提问作为问诊的开始,让患者诉说自己的感受。遇到需要进一步了解的问题或患者的诉说偏离主题时,应适时地插入具体提问,以得到具体的资料。问诊的过程中,不要使用医学术语,否则容易造成患者对所提的问题不理解或错误的理解,如问患者"你做重睑术几天了?"应改为"您做双眼皮手术几天了?"

(2)思路清晰,过渡流畅:在问诊项目的转换时,如果缺乏过渡性语言,常常使患者一时难以适应问诊内容的转变。如从现病史过渡到过去史时可以说:"刚才了解了您以前的情况,那您现在的情况呢? 我们需要知道得更多……";过渡到家族史:"现在我想和您谈谈您家族的一些情况,因为有些疾病在有血缘关系的亲属中有遗传倾向……";过渡到系统回顾:"刚才的问题您配合得很好,我还需要问问您全身各个系统的情况,以免遗漏,也帮助我们制订护理计划……"。

(3)职业操守,保护隐私:在询问病史的过程中,常常会涉及患者的隐私或一般不愿提起的事情,如果这些与疾病的关系不大,可回避;如评估过后,发现这个问题与患者的健康有着极大的联系,应向患者或家属解释后再询问。对于这类问题,无论是患者自己说出,还是通过询问得到,都只能作为与疾病有关的资料向上级汇报,在未经同意的情况下不得任意扩散,随便泄露患者的隐私。泄露患者个人资料,不仅是不道德的行为,而且有可能构成违法行为。

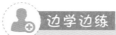

边学边练

实践四　护士接待言谈礼仪训练

课 后 任 务

基础任务

请分辨护士言谈的原则与日常生活中的言谈原则的异同。

提高任务

查一查医院住院部的护士工作规范,找一找医院对护士言谈的相关要求有哪些。

拓展任务一

患者张某,女,56岁,退休工人,因肝癌晚期住院。张某认为自己患上癌症,已经是"将死之人",没有必要让家里花费更多的钱财去治疗,多次对护士的治疗不合作。小欣要为张某进行输液,但是张某不配合:"我不想住你们这儿,要不是家里人硬是要我住,我肯定不会住进来,你们也不用为我操心了,今天我不输液。"小欣对张某说:"张阿姨,您既然住进来了,就不要那么有意见了,还是听我们的吧,这对您有好处。"

1. 分析张某的主要心理活动。

2. 小欣对张某的称呼正确吗?

3. 小欣与患者的对话是否体现了言谈的技巧?

4. 小欣的话语有什么不当之处?

5. 小欣应该如何引导张某配合治疗?

拓展任务二

李某,男,65岁,退休干部,因胃炎住院。李某在住院期间对住院环境不满意,认为病房人太多,嘈杂。于是向护士提出意见:"这里环境太差了,总是有人进进出出,而且声音还特别大,我觉得这里太难受啦,能不能叫他们不住那里啊。"护士小欣对患者说:"李伯伯,不好意思了,因为这间是大病房,床位较多,患者住满了,难免会吵一点,这个我是可以理解您的,也希望您能理解病房的环境。但是到了休息时间,病房是会安静,不会影响您休息。"

1. 李某的要求合理吗?

2. 小欣对患者说"我是可以理解您的",这句话体现了小欣对患者怎样的心理状态?

3. 小欣使用了怎样的谈话策略?

4. 如果你是小欣,接下来你会怎么跟患者说呢?

（吴　彬）

任务四 护士交往礼仪

学习目标

1. 具有基本的礼仪素质和规范得体的交往礼仪。
2. 了解护士交往礼仪的基本要求。
3. 掌握护士交往礼仪的内容及具体要求。
4. 学会按照护士交往礼仪的要求塑造和规范自己的职业行为,树立良好的职业交往意识。

本章重点是掌握护士交往礼仪的内容及具体要求;学习难点是学会根据不同的人、环境及工作场合恰当与人沟通;学习过程中应注重用礼仪标准规范自己的言行,并将交往礼仪知识灵活应用于具体的工作实践之中。

作为一个社会人,要生存与发展,就要以各种方式与不同的人进行交往,这种交往称为人际交往。在医院这个特殊环境中,护士要履行自己的工作职责,完成各项工作任务,就要与患者、患者家属、同事等人员进行交往,这种交往称为护士日常交往。护士交往礼仪要求护士与他人在交往中要相互尊重,相互关心,使自己的言行、举止合乎人情事理,符合礼节和礼仪的要求。护士学习必要的交往礼仪,对建立和保持良好的同事关系、护患关系至关重要。护士的基本交往礼仪包括称谓礼仪、介绍礼仪、电话礼仪、行礼致意等,院内交往礼仪包括与患者的交往礼仪、与家属的交往礼仪及与同事的交往礼仪等。

【课前准备】

学习护士交往礼仪的概念和相关知识,能对护士的职业行为进行判断;明确任务及活动要求,做好相关物品准备;按要求预先开展相关活动,记录活动的过程,汇总需解决的问题,做好展示汇报的准备。

活 动 一

工作情景与任务

导入情景:

成为一名白衣天使是小欣从小就有的心愿,今天,她离这个目标又近了一步——她已经是护理专业的一名实习护士了。清晨她早早地来到工作岗位,迎来了她的第一位患者。

工作任务：

1. 恰当地称呼患者。

2. 带领患者入病室的过程中进行自我介绍，入病室后为患者相互介绍。

3. 行进过程中正确引导及介绍。

请认真观察下列的漫画（图 4-1～图 4-6），分析小欣的行为是否符合护理礼仪的要求。

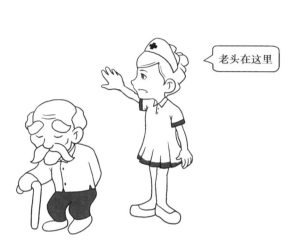

图 4-1 打招呼 1

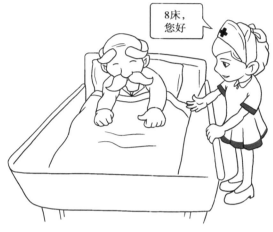

图 4-2 打招呼 2

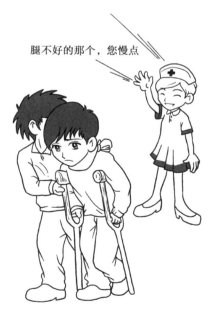

图 4-3 打招呼 3

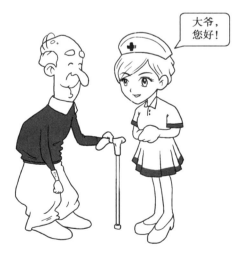

图 4-4 打招呼 4

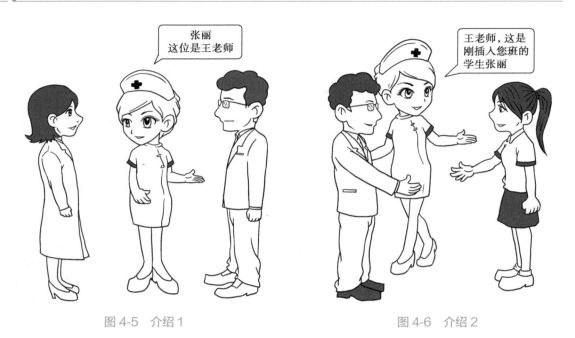

图 4-5　介绍 1　　　　　　　　　　　　图 4-6　介绍 2

礼仪剪影

　　如果你是一名患者,你希望护士如何称呼你,用文字记录自己的内心感受,与小欣的表述进行对比,并找出异同。

【描述】
　　请同学们认真观察小欣的表现,讨论分析,你认为她是一名合格的白衣天使吗? 如果有不恰当的地方,请指出并演示恰当的做法。
【分析】
　　见面是人际交往过程的第一步,因此见面礼仪是给对方留下良好印象的关键。在护患交往的过程中,一个礼貌、恰当的称谓,热情、大方的问候与得体的自我介绍,可拉近护患之间的感情,有助于今后护理工作的顺利开展。
【物品准备】
护士服、护士帽、发网、病历夹、治疗盘、治疗车、笔等物品。
【步骤】
　　1. 观察分析　请同学自由组合,2~4 人一组,认真观察小欣的漫画,分析小欣的行为是否符合礼仪要求。
　　2. 改进提高　通过讨论分析,找出小欣存在的问题,并提出改进方案。
　　3. 汇报交流　将学习结果进行汇报交流,展示正确的礼仪规范。
　　4. 评价反馈　请老师和其他同学总结并评价学习效果。
【时间】
10 分钟

【评价】

学习评价表

评价项目	评价内容	小组评价	教师评价
礼仪技能	通过认真观察,能够准确辨别交往礼仪行为的正误	好 中等 需努力	好 中等 需努力
	在提出改进方案的同时,能够正确演示护士称谓礼仪规范	好 中等 需努力	好 中等 需努力
	能够对其他同学称谓礼仪的正确与否进行正确判断	好 中等 需努力	好 中等 需努力
	能够对其他同学介绍礼仪的正确与否进行正确判断	好 中等 需努力	好 中等 需努力
	能够对其他同学致意礼仪的正确与否进行正确判断	好 中等 需努力	好 中等 需努力
	能够对其他同学引导礼仪的正确与否进行正确判断	好 中等 需努力	好 中等 需努力
	能够对其他同学电话礼仪的正确与否进行正确判断	好 中等 需努力	好 中等 需努力
	注重学习中的沟通礼仪,团队合作融洽	好 中等 需努力	好 中等 需努力
礼仪知识	护士礼仪与职业形象的养成	好 中等 需努力	好 中等 需努力
	称谓礼仪	好 中等 需努力	好 中等 需努力
	介绍礼仪	好 中等 需努力	好 中等 需努力
	行礼致意	好 中等 需努力	好 中等 需努力
	引导礼仪	好 中等 需努力	好 中等 需努力
	电话礼仪	好 中等 需努力	好 中等 需努力
	护士仪表礼仪在交往中的运用	好 中等 需努力	好 中等 需努力
礼仪态度	态度诚恳,注重礼仪习惯的养成	好 中等 需努力	好 中等 需努力
	善于沟通,在学习过程中处处体现出较强的礼仪素质	好 中等 需努力	好 中等 需努力
综合评价			
努力方向			

活 动 二

 工作情景与任务

导入情景:

今天,小欣给 6 岁的凡凡检查身体。当小欣进入病房时,看到凡凡正在床上玩耍,凡凡的妈妈守在跟前。

工作任务:

1. 恰当地称呼患者。
2. 恰当地与患者交往。
3. 恰当地与患者家属交往。
4. 恰当地将患者信息传递给医生。

请认真观察小欣的漫画(图 4-7~ 图 4-8),分析小欣的行为是否符合护理礼仪的要求。

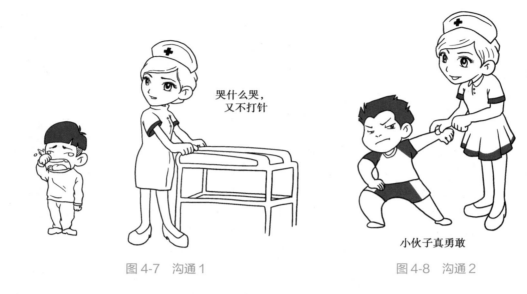

图 4-7　沟通 1　　　　　　　　　图 4-8　沟通 2

【描述】

请同学们认真观察小欣的表现,讨论分析:她是一名合格的白衣天使吗? 如果有不恰当的地方,请指出并演示正确的做法。

【分析】

人际交往尺度——自尊,坦诚而不粗俗轻率,活泼而不轻浮,严于律己,待人忠厚,谦虚谨慎。护士在工作中要与患者、患者家属、医生、其他科室的人员交往,学习必要的交往礼仪知识,可以建立良好的人际关系。

【物品准备】

准备护士服、护士帽、发网、病历夹、治疗盘、治疗车、笔等物品。

【步骤】

1. 观察讨论　请同学自由组合,2~4 人一组,认真观察小欣的漫画,讨论分析小欣的礼仪是否符合护士职业形象的要求。

2. 改革提高　通过讨论分析,找出小欣存在的问题,并提出改进方案。

3. 汇报交流　将学习结果进行汇报交流,展示正确的礼仪规范。

4. 评价反馈　请老师和其他同学总结并评价学习效果。

【时间】

5 分钟

【评价】

学习评价表

评价项目	评 价 内 容	小组评价	教师评价
礼仪技能	通过认真观察,能够准确辨别交往礼仪规范的正误	好 中等 需努力	好 中等 需努力
	在提出改进方案的同时,能够正确演示护士与患者的交往礼仪规范	好 中等 需努力	好 中等 需努力
	能够对其他同学与患者交往礼仪的正确与否进行正确判断	好 中等 需努力	好 中等 需努力

续表

评价项目	评 价 内 容	小组评价	教师评价
礼仪技能	能够对其他同学与患者家属及探视人员交往礼仪的正确与否进行正确判断	好 中等 需努力	好 中等 需努力
	能够对其他同学与医生交往礼仪的正确与否进行正确判断	好 中等 需努力	好 中等 需努力
	能够对其他同学与护士交往礼仪的正确与否进行正确判断	好 中等 需努力	好 中等 需努力
礼仪知识	与患者的交往礼仪	好 中等 需努力	好 中等 需努力
	与患者家属及探视人员交往的礼仪	好 中等 需努力	好 中等 需努力
	与医生的交往礼仪	好 中等 需努力	好 中等 需努力
	与护士的交往礼仪	好 中等 需努力	好 中等 需努力
礼仪态度	态度诚恳，注重礼仪习惯的养成	好 中等 需努力	好 中等 需努力
	善于沟通，在学习过程中处处体现出较强的礼仪素质	好 中等 需努力	好 中等 需努力
综合评价			
努力方向			

相 关 知 识

交往礼仪（associating etiquette）是指人们在日常和社会交往活动中共同遵守的行为规范与准则。护士在护理工作中要与各种各样的人接触、交往，学习必要的日常礼仪，有利于护士建立良好的同事关系、护患关系，提高自身的交往能力。

一、基本交往礼仪

（一）称谓礼仪

称谓（appellation）就是指人们在日常交往中彼此之间所用的称呼语，它是人际交往的桥梁和纽带，也是交往成功的重要环节。在日常工作中选择正确、恰当的称谓，可反映一个人的文明、修养和学识，以及对对方的尊敬，使交谈双方感情融洽、心灵相通，利于交谈的顺利展开，还体现着双方关系发展所达到的文明程度和社会风尚。

1. 称谓礼仪的原则

（1）文明礼貌：使用尊称是人际交往文明礼貌的基本原则之一，每个人都有自尊心，并希望得到他人的尊敬与认可。礼貌、得体的称谓，表达了对他人的尊重，同时表现出自身文明、守礼的社会交往素养。例如会面时使用"您"比用"你"更显尊重，作用也比用"你"大得多。

（2）尊崇得体：中国礼仪文化自古就有"长尊有序"、"敬老爱幼"的优良传统，尊崇得体一直是人们交往中应当遵守的原则。对于长辈，可称其"爷爷"、"奶奶"、"伯伯"、"叔叔"、"阿姨"等；对同龄者，称对方为"姐姐"、"哥哥"等。在人多的场合，打招呼的次序为先长后幼、先高后低、先女后男。

（3）选择适当：根据会面场合、双方关系等选择适当的称谓是交往礼仪的重要原则。例如：

对工人、厨师称其"师傅",对教师、医生、干部称其职业或职务;有多重关系者在正式场合选择公众称谓如"经理"、"主任",私下场合可选择显示关系亲密的称呼,如"舅舅"、"姨妈"……

2. 称谓的方式

(1) 通用称谓:国际上称谓不受年龄的限制,通常称成年男子为先生;对已婚女子称夫人、太太或女士;对未婚女子称小姐;对婚姻状况不清楚者,泛称小姐或女士。不论男女在我国还可称"同志",改革开放后渐渐少用;另外,在校学生或服役官兵可互称"同学"、"战友"等。

(2) 职业称谓:为了表示对对方职业、劳动技能的尊重,通常可称其职业,或姓氏后加职业名称。例如:"王医生"、"张护士"、"刘老师"等。

(3) 职务称谓:对有明确职务者,是以他的职务作称谓,表示对人的尊重和爱戴。例如"夏校长"、"朱局长"、"李主任"等,这样的称谓既有区分的作用,又有表达礼貌亲切的作用。

(4) 姓氏称谓:用对方的姓氏称呼对方为姓氏称谓。若对方与自己比较熟悉且是同辈人时,常在其姓前加"老"称之,例如:"老陈";若对方比自己年龄小、身份低,则在其姓前加"小"称之,例如:"小张";若对方比自己大且德高望重,可在其姓后加"老"称之,例如:"王老"。

(5) 亲属称谓:在非亲属交往中,为表达对对方的亲近、热情、敬重,有时可用亲属的称谓称之,例如:"王奶奶"、"张姐"等。尤其在非正式场合交往中,亲属称谓能拉近彼此的距离,使人感受到亲情。

(6) 零称谓:又称敬、谦称,在交往中为体现对他人的尊重,可用"您"、"尊"、"贵"、"贤"、"玉"、"兄"、"令"等称谓对方。在称谓自己和家人时,常用谦称。例如:称自己为"鄙人";称自己的长辈为"家父"、"家严"、"家母"或"家慈";称谓辈分较低的家人,常冠以"舍"、"犬"、"小"等。

3. 称谓礼仪禁忌 使用称谓时,要避免以下几种错误。

(1) 禁忌无称谓:不称谓对方,直接开始对话,例如直接对患者说"打针了"。

(2) 禁忌错误称谓:中国文化博大精深,很多汉字都是多音字。在社交场合中不要念错他人的姓,这样会造成双方的尴尬。如"解(jiě)"作姓时应念"解(xiè)"、"单(dān)"念"单(shàn)"、"仇(chóu)"念"仇(qiú)"等。

(3) 禁忌滥用地方称谓:各地都有一些具地方特色的称谓,如北京人习惯称人为"师傅",山东人习惯称人为"伙计"等。因此在公共社交场合,不要滥用地方性称谓。

(4) 禁忌失礼称谓:在公共场合使用小名或乳名,用绰号、昵称或蔑称,例如"土包子"等称谓对方,极易伤害交往的对象,并显现出自身的低俗,缺乏教养,应绝对禁止。同样,在医院里,用患者床号、疾病或特点称呼患者是对人的一种极不尊重的表现。例如:护士喊"21床"、"得了阑尾炎的那个"、"下一个"等,均是不礼貌的称谓。

练一练

消化内科病房,患者分别是:

1床,李晓,65岁,男,农民。

2床,王坤,50岁,男,公司经理。

4床,张娜,34岁,女,在职教师。

5床,赵芳,19岁,女,学生。

请同学们恰当地称呼上述患者。

（二）介绍礼仪

介绍（introduction）是人际交往中与他人进行沟通、增进了解、建立联系的一种最基本、最常规的方式。护士在工作中，应学会各种介绍方式，更好地为患者服务。

1. 介绍的礼仪要求

（1）介绍的时机：介绍要在恰当的时机进行，自我介绍最好选择在对方有兴趣、有时间、干扰少的情况下进行；他人介绍在征询他人同意后进行；出示名片应把握在交谈开始前、交谈融洽时、握手告别时进行。

（2）介绍顺序

在介绍过程中，应本着"尊者有优先知情权"的原则介绍双方，介绍顺序为：

1）向年长者介绍年轻者：例如："王阿姨您好，这是我的同学李丽。"

2）向身份高者介绍身份低者：例如："丁局长您好，这位是科技科的王科长。"

3）向女士介绍男士：例如："李小姐您好，请允许我向您介绍，这位是张涛先生。"

4）向主人介绍客人：例如："王伯伯您好，这是我的同学王丽，""王丽，这是主人王伯伯。"

5）其他介绍顺序：将迟到者介绍给早到者；将未婚者介绍给已婚者；先介绍自己人，后介绍他人；当介绍双方性别相同、年纪相仿、职务相当时，可不分先后自由介绍。

（3）介绍手姿：介绍时的手势应采用指引手姿。介绍他人时，掌心向上，应四指并拢，拇指略分开，四指指尖朝向被介绍方，切忌用手指指点点。介绍自己时，可将右手放在左胸上，不可用手指指向自己。

（4）介绍内容：介绍的语言要简洁，介绍双方彼此认识即可。但在较正式的场合要将双方的姓名、职务、职称、单位等作较详细的介绍，以便双方采取合适称谓。如："王院长您好，这位是我的侄儿赵力，×× 大学毕业，现在在 ×× 医院眼科工作，""小力，这是你仰慕已久的 ×× 眼科医院的院长。"

2. 介绍的方式　人们相互介绍、彼此认识的方式多种多样，常用的介绍方式主要有自我介绍、他人介绍、名片介绍、集体介绍。

（1）自我介绍：自我介绍是人们相互认识的常用方式之一。常用的自我介绍的形式有：

1）应酬式：适用于办理公务、公共场所或一般社交场合。这种介绍最为简洁，如："您好，我叫李娜。"

2）工作式：适用于工作场合。介绍内容包括本人姓名、工作单位、担负的职务或从事的具体工作。例如："您好，我叫秦力，是市医院外科护士长。"、"王阿姨您好，我是你的责任护士王丽，您叫我小王就可以了。"

3）交流式：适用于各种社交活动，希望与交往对象进一步交流与沟通时。它包括：姓名、单位、籍贯、学历、兴趣、爱好等。如："您好，我叫王晓静，毕业于 ×× 医科大学护理专业，在市医院工作，我和您的同学张丹是同事。"

4）礼仪式：适用于讲座、报告、演出、庆典、仪式等一些正规而隆重的场合。包括姓名、单位、职务等，是一种表达对交往对象友好尊重的自我介绍。如："各位同学大家好！我是护理教研室的主任王妍，我代表全体护理教师对新同学的到来表示热烈欢迎！"

5）问答式：适用于应试、应聘和公务交往场合。针对对方提出的问题进行回答。如："各位评委老师大家好，我是今天参加面试的三号考生。"应试时，如程序无自我介绍，不可私自违反程序进行自我介绍，否则属于作弊。

（2）他人介绍

他人介绍是经第三方为彼此不相识的双方引见、介绍的一种介绍方式。常用方式有：

1）标准式：适用于正式场合。介绍内容以双方的姓名、单位、职务为主。例如："请允许我介绍二位认识，这位是 ×× 医院的王主任，这位是 ×× 大学的刘校长。"

2）礼仪式：适用于正式场合，是一种比较正规的介绍方式。介绍内容同标准式介绍内容，但语气、称谓、表达上更为礼貌、谦恭。例如："张局长，您好，请允许我把市第一人民医院的刘院长介绍给您，""刘院长，这位就是教育局的张局长。"

3）强调式：适用于各种社交场合。其内容除被介绍者的姓名外，往往还会刻意强调被介绍者与介绍人的特殊关系，以便引起对方的重视。例如："王教授，这位是我的外甥王楠，在您的系里读研，请您严格要求，先谢谢啦！"、"张护士您好，这位是我妹妹李丽，现在在您科里住院，让您费心了。"

4）简介式：适用于一般的社交场合。内容只有双方姓名，甚至只提及双方姓氏，然后由双方自行介绍或交流。例如："这位是小王，这位是老李，你们认识一下吧。"

5）推荐式：适用于比较正规的场合，介绍者根据目的，有意将一方举荐给另一方。因此介绍者通常会对被举荐者的优点加以重点介绍。例如："刘院长，您好，这是 ×× 卫生学校的应届毕业生，去年在全国护理技能比赛中获得第二名，现在想到咱们医院见习，是一名很优秀的学生。"

（3）集体介绍

集体介绍是他人介绍的一种特殊形式，被介绍者一方或双方都不止一个人，大体可分两种情况：一是为一人和多人作介绍；二是为多人和多人作介绍。集体介绍的顺序可参照他人介绍的顺序，也可酌情处理。但应注意越是正式、大型的交际活动，越要注意介绍的顺序。

1）少数服从多数：当被介绍者一方为一人而另一方为多人时，应先介绍人数较少的一方。例如："大家好，这位是李伟，刚刚入院，请大家多多关照。"

2）强调地位、身份：被介绍双方地位、身份大致相似时，虽人数较少或仅一人，也应将其放在尊贵的位置。

3）单向介绍：在演讲、报告、比赛、会议、会见时，往往只需要将主角介绍给广大参加者。

4）多方的介绍：若被介绍的不止两方，需要对被介绍的各方进行位次排列。排列的方法为：以其负责人身份为准；以其单位规模为准；以单位名称的英文字母顺序为准；以抵达时间的先后顺序为准；以座次顺序为准；以距介绍者的远近为准。

（4）名片介绍

名片是一种经过设计，能表示自己身份、便于交往、联系和执行任务的卡片，是个人身份的介绍。名片内容为姓名、地址、邮政编码、电话号码、单位、职称、社会兼职等，根据身份不同内容不同，例如商务名片背面通常印上所经营的项目，有的名片背面还可印有单位的介绍，见图4-9。恰到好处地使用名片，既可显示自己的修养和风度，又可以更快地帮助自己进入角色。使用时应遵循以下礼仪要求：

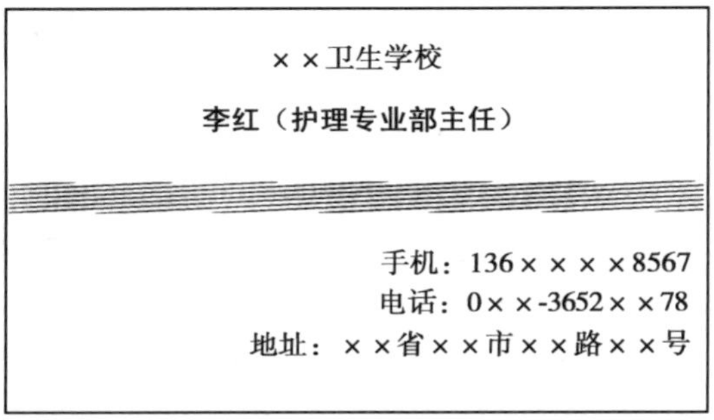

×× 卫生学校

李红（护理专业部主任）

手机：136×××8567
电话：0××-3652××78
地址：××省××市××路××号

图4-9 名片

1）递交名片礼仪：递交名片时，应起身、双手递交，目光正视对方，身体上身略前倾，名片以正面出示并附"请多关照，请多指教"等寒暄语，如有外文应将对方认识的一面呈与对方。交换名片的顺序为：职位低的、年轻的、被介绍方先递名片，再由职位高的、年长的、后介绍方回赠。集体递送时的顺序是由尊而卑，无尊卑顺序时，按顺时针方向。交换名片时不可用左手递交名片，名片位于肩下腰上，不可高于胸部，不可用手指提夹名片给他人，以免失礼、缺少尊重和自重。

2）接受名片礼仪：当对方表示要递名片给自己或交换名片时，应暂停手中正做的一切事情，起身微笑站立，态度谦恭，目视对方，双手恭敬地接过并加以确认。同时口头致谢，可以说"非常高兴认识您"，不可一言不发。接过名片后，应十分珍惜，并认真阅读，最好能将其名片上的内容诵读一遍，如有疑问，可当面请教，以表示重视对方，然后放入名片夹，不可接过名片即丢于桌上、放进口袋，或拿在手中把玩、折叠，以显失礼。

若需回赠名片时，应先收好对方名片后再递赠自己的名片，不要一来一往同时进行，有失礼仪。

3）索要名片礼仪：需要向对方索要名片时，可用相互交换名片的方式，也可用询问的方式。例如："我们可以交换一下名片吗"、"今后如何向您请教"、"以后怎样与您联系"等。如果没有必要，尽量不要强行索要他人名片。当他人索取名片而自己又不能及时给予名片时，应委婉地表达，可以说："真对不起，我的名片用完了"等。

3. 介绍的注意事项

（1）内容真实：介绍内容要求实事求是，不可自吹自擂，夸大其词。

（2）注重细节：自我介绍时应先向对方点头致意，得到回应后再进行自我介绍，一般介绍时间30秒，最长不超过1分钟；他人介绍时最好先征求双方的意愿，被介绍双方在被征询是否有意认识某人时，如实在不愿意，应向中间人说明理由，取得谅解；集体介绍与他人介绍基本相似。还应注意在首次介绍时要准确地使用全称，不要使用易生歧义的简称，介绍时要庄重、亲切、正规。

（3）介绍后礼仪：被介绍后，被介绍者应起身站立，可以用礼貌用语互相问候，如以"久仰大名"、"能认识您，真是非常荣幸"等积极应对，握手致意，如双方不便握手，可以点头微笑；如随身带名片，可以互相交换名片，切忌反应冷淡。被介绍双方应与介绍人呈三角站位，不应背对任何一方。

练一练

甲：站立，行点头礼时说"您好"，取出并看一下名片，双手拇指与食指分别捏住名片上端两角，送到对方胸前，名片的文字要正向对方，"我是××，请多多关照。"

乙：起身，双手接名片后，先认真看名片上内容，"×× 您好，很高兴认识你！"并将名片收起。

甲：以后保持联系。

乙：好的。

甲：再见。

乙：再见。

请同学们练习上述递送名片礼仪。

（三）行礼致意

现代的社会是一个开放的社会,人际交往中都需要在适当的时刻向交往对象行礼致意,以示自己对于对方的尊重。行礼是向他人表达问候、尊重、敬意的一种礼仪形式,是在人际交往中使用频率较高的一种礼节,它没有十分严格的模式,但在人际交往中的作用不容忽视。礼貌地致意,给人一种友好、和善的感觉,并表达出自己的交往意愿,同时也体现一个人的修养和素质。相反,则会被认为是傲慢、无礼、没有教养。通常情况下,行礼应按下列规则进行:男士应先向女士行礼;年轻者应先向年长者行礼;下级应先向上级行礼。在行非语言致意礼时,最好同时伴以"您好"等简洁的问候语,这样会使行礼致意显得生动、更具活力。

因地域文化、风俗习惯、宗教信仰等原因,不同地域形成不同的行礼致意方式,常见的行礼方式有握手礼、鞠躬礼、点头礼、挥手礼、举手礼、击掌礼、拱手礼、叩头礼、注目礼、合十礼、吻手礼、拥抱礼、脱帽礼等,护士在工作中常用行礼方式有握手礼、鞠躬礼、点头礼等。在不方便的场所或紧急场所如厕所、浴室、火灾现场等,可免于行礼。

1. 握手礼

(1) 握手方式:行至与握手对象相距约 1m 处,目视对方,微笑致意或问好,上身略向前倾,伸出右手,四指并拢、拇指张开、掌心微凹与对方相握。上下稍许晃动三四次,同时可伴有"您好,非常高兴认识您"、"好久不见"等语言,随后松开手来,恢复原状。

 历史长廊

握 手 起 源

握手礼起源于远古时代,那时人们主要以打猎为生,手中常持有棍棒或石块作为防卫武器,当人们相遇并且希望表达友好之意时,必须先放下手中的武器,然后相互触碰对方的手心,用这个动作说明:"我手中没有武器,我愿意向你表示友好,与你成为朋友。"随着时间的推移,这种表示友好的方式被沿袭下来,成为今天的握手礼,并被世界上大多数国家所接受。

握手礼的注意事项:

1) 握手的时机:在办公室、家中以及其他社交活动中,迎接或送别来访者之时,应与对方握手,以示欢迎与欢送;应邀参与者应与主人握手以示谢意;当自己被介绍给不相识者时应握手以示自己乐于结识对方;遇到同事、朋友、邻居、长辈或上司时应握手以示高兴与问候;较长时间未曾谋面的熟人应握手以示为久别重逢的欣喜;别人给予了自己一定的支持、鼓励或帮助时应握手以示感谢;赠送礼品或颁发奖品时应握手以示郑重其事;得悉他人失业、降职、遭受其他挫折或家人过世时,应与之握手,以示慰问。

2) 握手的次序:根据礼仪规范,应遵循"尊者决定"这一原则:长辈与晚辈握手,应由长辈先伸出手;男士与女士握手,应由女士先伸手;而朋友、平辈见面,先伸出手者则表现出更有礼貌。在公务场合,握手时伸手的先后次序主要取决于职位、身份。而在社交、休闲场合,则主要取决于年纪、性别、婚否。在接待来访者时,则较为特殊:当客人抵达时,主人有义务首先伸出手来与客人相握,表示欢迎;而在客人告辞时,则应由客人首先伸出手来与主人相握,表示感谢和再见。

3) 握手的姿势:与他人行握手礼时,应起身站立,上身略向前倾。

4）握手的神态：与人握手时,理当神态专注,热情友好,自然大方。

5）握手的力度：握手时为表示热情友好应适当用力,与亲朋故交握手时力量可以稍微大一些;而在与初次相识者以及异性握手时,则千万不可用力过猛,以免有示威挑衅之嫌。

6）握手的时间：握手的时间不宜过长,抖动时间3~5秒,尤其是拉住初次见面者或异性的手长久不放,则显得有些虚情假意,甚至会被怀疑为"想占便宜"。

（2）握手禁忌

1）禁忌坐位与人握手,除非身体条件或场所有限。

2）禁忌争先恐后与人握手,特别是不要形成"十"字形,在和基督教信徒交往时,要避免两人握手时与另外两人相握的手形成交叉状,这种外形近似十字架,在他们眼里这是很不吉利的。

3）忌用左手握手,如伸出左手与人握手是十分失礼的行为,即使是左撇子,也要注意握手时伸出右手,尤其是和阿拉伯人、印度人打交道时要谨记,因为在他们看来左手是不清洁的。

4）禁忌戴手套与人握手,只有女士在社交场合戴着薄纱手套握手,才是被允许的。

5）禁忌仅仅只握住对方的手指尖,像是迫于无奈,这种"死鱼式握手"是公认的失礼做法。

6）禁忌拒绝他人主动握手的要求,即使对方顺序有误,如果拒绝他人则成了自己的错误。

7）禁忌在握手时另外一只手插在衣袋里或拿着工具。

8）禁忌脏手与人相握,如果手有汗湿或弄脏了,要和对方说一下"对不起,我的手不干净",以免造成不需要的误会。

9）禁忌握手时面无表情、不置一词,或滥用热情、过分客套。

2. 鞠躬礼　鞠躬礼是人们用来表示对对方恭敬、答谢或致歉的一种常用方法。

（1）鞠躬的方式：鞠躬施礼时应在标准站姿的基础上,目光注视受礼对象,男士双手应贴放于身体两侧裤线处,女士的双手则应下垂搭放在腹前,以腰为轴,上身挺直,随轴心运动方向前倾,目光落在自己前方1~2m处,可以同时说"您好"、"谢谢大家"等,随即恢复原态。见图4-10。

（2）行鞠躬礼时应注意以下问题：

1）鞠躬礼适用的场合：向他人表示感谢、领奖或讲演之后、演员谢幕、晚辈对长辈、学生对老师、下级对上级、同事之间、同学之间、举行婚礼或参加追悼活动等都可行鞠躬礼。鞠躬礼在日本、韩国、朝鲜尤为盛行,日本人见面一般不握手,而习惯相互鞠躬。

2）鞠躬礼的角度：一般前倾15°左右表示致意,弯30°左右表示诚恳的谢意或歉意,可以同时说"您好"、"对不起"等;特殊情况下,如悔过、谢罪或追悼会等,施以90°的大鞠躬。下弯的幅度越大,所表示的敬重程度就越大。

3）鞠躬的次数：可视具体情况而定,但只有追悼活动才采用三鞠躬,故在喜庆等场合不要行三鞠躬。

4）受礼者一般应以同样姿势还礼,但如果受礼者是长者、领导,也可点头致意或握手答礼。

5）行鞠躬礼时不可抬头观看受礼者,否则会十分失礼。

3. 点头礼　点头致意是在公共场合用微微点头表示问候的一种方式。

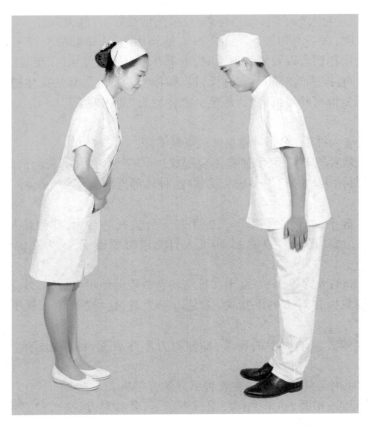

图 4-10 鞠躬礼

（1）点头礼的方式：致意者根据环境可驻足或正常行走，面带微笑，目视被致意者眼睛，如人员较多，应扫视全体人员后，微微点头，幅度不宜过大，速度不宜过快。行礼时，在沟通站姿的基础上，面向受礼者，将头部向下轻轻一点，面带微笑，可同时说"您好"。见图 4-11。

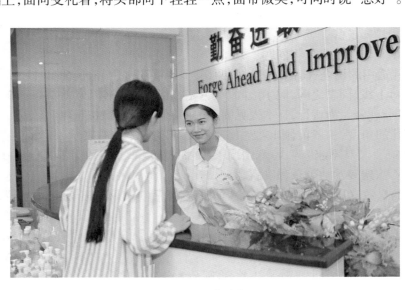

图 4-11 点头礼

（2）行点头礼时应注意以下问题

1）将头部向下轻轻一点，一次为宜，不宜反复点头不止。

2）点头致意的场合：在一些公共场合遇到领导、长辈，一般不宜主动握手，而应采取点头致意的方式，这样既不失礼，又可以避免尴尬；交往不深的两人见面，或者遇到陌生人又不想主动接触，可以通过点头致意的方式，表示友好和礼貌；一些场合不宜握手、寒暄，可采用点头致意的方式，例如：与落座稍远的熟人等；比较随意的场合，如在会前、会间的休息室、在上下班的班车上、在办公室的走廊上，不必握手和鞠躬，轻轻点头或欠身致意即可。

4. 挥手礼 挥手礼的适用场合与行点头礼大致相似，它最适合向距离较远的熟人打招呼。行礼时右臂向前上方伸直，手掌心向着对方，其他四指并齐，拇指微张，轻轻向左右摆动一两下。不要将手上下摆动，也不要在手部摆动时用手背朝向对方。见图4-12。

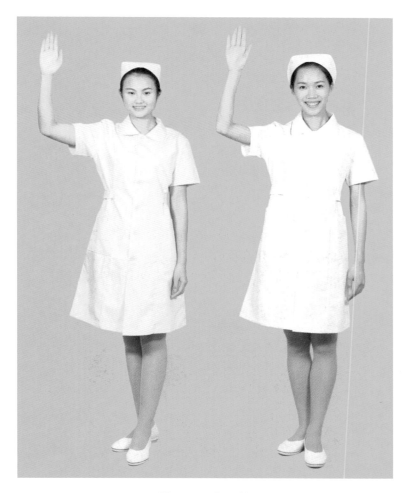

图4-12 挥手礼

5. 微笑致意 微笑致意是应用范围最广的一种致意方式，在任何场合，只要给他人一个甜美的微笑，即可表达问候。目光注视对方，在对方目视自己的时候，微微一笑。见图4-13。

以上是我们日常生活中常用的行礼形式，除此之外还有许多国家的行礼方式都非常丰富，有其民族及文化特色，我们会在日常生活中逐渐了解到。

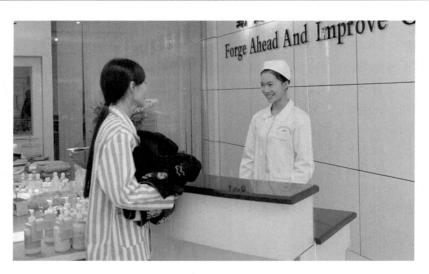

图 4-13　微笑

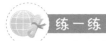

请同学们练习握手礼仪、鞠躬礼仪、点头礼仪、举手礼仪、微笑礼仪。

(四) 引导礼仪

引导礼仪,是指引导他人行进的礼仪。工作中引导他人到达目的地应有正确的引导方法和引导姿态,在引导时要做到心到、手到、眼到、话到,做到规范引导,适时提醒。

1. 近距离提示　客人到达后,引导者应规范地引导客人登记或就坐。具体做法是在站姿基础上,行点头礼后,将手抬至一定高度,四指并拢,拇指微张,掌心向上,以肘为轴,朝一定方向伸出手臂,伴语言。例如"请签字"、"请坐"等。见图 4-14。

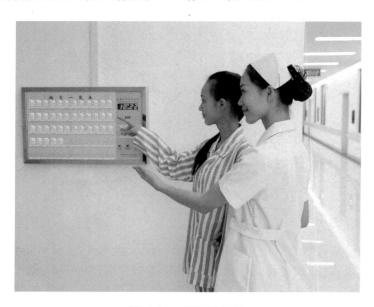

图 4-14　近距离提示

2. 原地引导　在遇到他人问路时，需进行原地方向指引。具体做法是在站姿基础上，行点头礼后，将手抬至一定高度，四指并拢，拇指微张，掌心向上，以肘为轴，朝一定方向伸出手臂，眼看中指的延长线，同时说"请往这边走"。见图4-15。

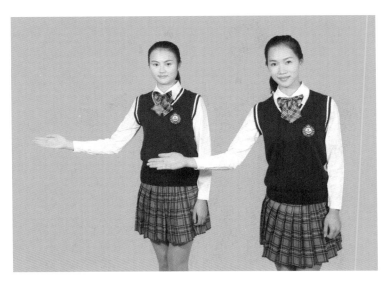

图 4-15　原地引导

3. 伴随引导　引导者应站在被引导者的左前方进行引导，并随机得体地交谈，遇到灯光暗淡、拐弯之处，应及时提醒，例如"请左拐"，指引手势应明确地告诉患者正确的方向，在进行交谈时头部、上身应转向对方。见图4-16。

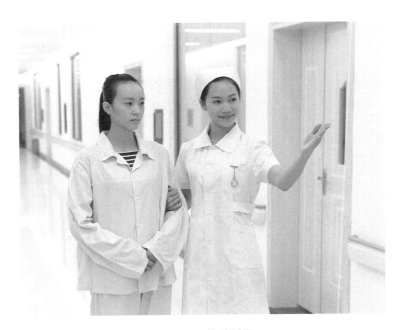

图 4-16　伴随引导

4. 楼梯引导　引导他人上下楼梯时,引导者应在前面,被引导者在后面。引导者应配合被引导者的步伐,以保证其安全。见图4-17。

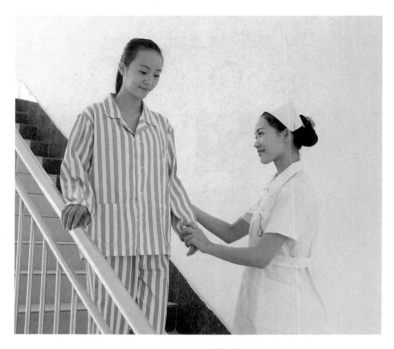

图4-17　楼梯引导

5. 电梯引导　乘坐升降式电梯时,为确保被引导者的安全,引导者应先到电梯门口,控制电梯开关。出入有人控制电梯的顺序是:引导者后进后出,请客人先进先出;出入无人控制电梯的顺序是:引导者先进后出,请客人后进先出。乘扶手式自动电梯时,尽量靠近右侧扶手,上电梯时,引导者居后;下电梯时,引导者在前。见图4-18和图4-19。

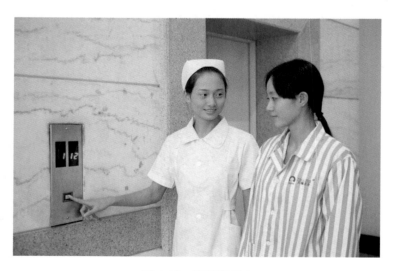

图4-18　电梯引导1

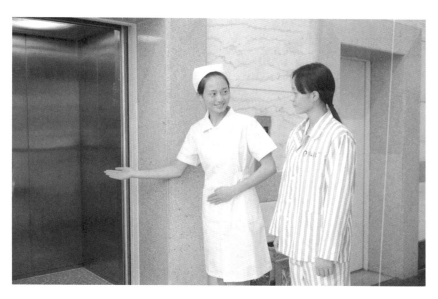

图 4-19　电梯引导 2

6. 进门引导　轻轻敲门，待对方允许后方可进入，引导者先行一步，先向室内人员点头致意，站在门旁，待客人进入，介绍完毕后，向后轻轻退一两步，再转身走出房间，保持较好的行姿，出门后与室内人员道别，再轻轻地把门带上。见图 4-20 和图 4-21。

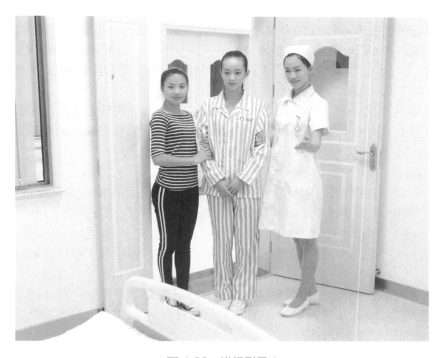

图 4-20　进门引导 1

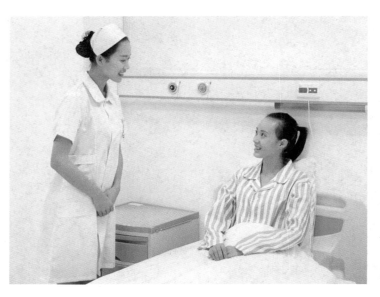

图 4-21　进门引导 2

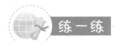

请同学们练习近距离提示、原地引导、伴随引导、进门引导。

（五）电话礼仪

电话作为现代通讯工具，具有传递迅速、使用方便和效率高的优点，已成为现代人际交往中的重要方式。虽然电话联系不是面对面的交流，但一个人的"电话形象"仍可通过电话中的声音、语气、语调、内容体现出来，人们常使用电话联络工作和沟通情感，因此，在通话过程中通话双方应表现文明。

1.打电话的礼仪　使用电话时，发起一方称为发话人。在整个通话过程中，发话人始终居于主动、支配的地位。要准确无误地传达信息、联络感情、塑造良好的电话形象，必须注意下述要点。

（1）时间适宜

1）通话时间的选择：公务电话尽量在工作时间内打，通话时间最好选择双方预约的时间或对方方便的时间。最好不要在晨间过早打过去，也不要在对方快要下班的前几分钟打电话，以免给对方造成不便。当然，也不宜上午 7 点以前、晚上 10 点以后、用餐或午休时间打电话，而且最好别在节假日打扰对方。同时，拨打电话时还应先了解地区的时间，以免骚扰他人。

2）通话时间的长短：一般情况下，打电话前，最好先想好要讲的内容，以便节约通话时间，以短为佳，宁短勿长，尽量遵守"3 分钟原则"，即打电话时，发话人应当自觉、有意识地将每次通话的时间限定在 3 分钟内。

3）注意对方的反应：在通话开始时，应先询问对方通话是否方便。如不方便，可另约时间；若估计通话时间较长，应先征求对方意见，并在通话结束时略表歉意。通话时电话突然中断，需由发话人立即再拨，并说明原因。

（2）内容简练：发话人内容简练不仅是礼仪上的规范，而且也是限定通话长度的必要前提。因此发话人要事先准备，简明扼要，适可而止，在通话前应做好充分准备，接通电话后应首先自报家门，做自我介绍。作为发话人，应自觉控制通话长度，事情讲完，终止通话，这是电话礼仪的惯例，也是发话人的一项义务。使用公用电话，若身后有人排队，应自觉主动地尽快终止通话。

（3）注意事项

1）通话之初，应先做自我介绍，不要让对方"猜一猜"。

2）等待的过程中不可玩电话、出异响，以免惊吓对方。

3）若拨错电话，不要一言不发，直接挂断，应对接听者表示歉意以免失礼。

2. 接听电话的礼仪　　在通话过程中，接听电话的一方，被称为受话人，其通话过程叫接电话，常处于被动的地位。

（1）接听及时：在电话礼仪中有一条"铃响不过三"的原则，即接听电话以铃响三声之内拿起电话最为适宜。因特殊原因铃响过久才接电话，须在通话前向发话者表示歉意，如"很抱歉，让你久等了"等。正常情况下，不应不接事先约定的电话。要尽可能亲自接听电话，不要随便让别人代劳。

（2）自报家门：在工作场合，接听电话时，应先问候，然后自报家门。对外接待应报出单位名称，若接内线电话应报出部门名称。例如："您好，这里是 ×× 医院外一科，请问您找哪位？"

（3）注意事项

1）接听电话时，不要做与此无关的事情。

2）当电话终止时，不要忘记向发话人道一声"再见"。

3）当通话因故中断时，要等对方再次拨入，既不要扬长而去，也不要为此责怪对方。

4）若在不宜接听电话的时候有人来电话，应向对方说明原因，表示歉意，并另约时间，届时由自己主动打过去；约好下次通话时间后，即应遵守，在下次通话开始时，勿忘再次致歉。

5）若为代接电话时，应由对方决定下一步的处理方式，必要时可做记录；代接电话后要尽快设法转达电话内容，转达信息的时间、地点、人物、事件等应准确，严守代接电话内容的秘密，切勿随意扩散；若发话人要找的人就在附近，应告诉对方稍等，切不可大喊大叫。

6）当别人通话时，不要进行"旁听"。

3. 表现文明

（1）语言要文明：打电话时应使用电话文明用语，例如"您好，这里是护理部，请问护士长在吗？"；请受话人找人或代转时，应说"劳驾"或"麻烦您"，不要认为这是理所应当的；结束时说："不用谢，很高兴为您服务，再见！"

（2）态度要文明：发话人对受话人不可厉声呵斥、粗暴无礼，也不要低三下四、阿谀奉承。通话中，不要对发话人表示出"电话来得不是时候"，若有另一个电话打进来，切忌置之不理，可先向通话对方说明原因，嘱其勿挂断电话，稍等片刻，然后立即接另一个电话，分清两个电话的轻重缓急，再做妥善处理。

（3）举止要文明：话筒与嘴保持 3cm 左右的距离，终止通话时应轻轻放下话筒。在打电话的过程中，双方应全神贯注地听或说，不要三心二意，比如手里在不停地转笔发出啪啪声，或者是不停地和旁边的人说上几句闲话，以及看文件、看电视、听广播或吃东西等与此无关的事情。如果对方需要你做记录或是查找物品资料时,应迅速完成。

(4) 声音要文明:声音清晰、悦耳、吐字清脆,给对方留下好的印象,对方对其所在单位也会有好印象。办公室是公众场合,不宜接私人电话,特殊情况下需要接电话时,声音要小,或离开办公场合,不打扰他人办公;接办公电话时或在其他公众场合打电话时,声音也不宜大喊大叫、震耳欲聋。

 练一练

"铃铃铃"

护士甲:您好,这里是外一科。

护士乙:您好,这里是护理部,请问护士长在吗?

护士甲:护士长正在查房,请问有什么事情需要转告吗?

护士乙:请转告护士长下午两点在外科楼三楼会议室开会。

护士甲:转告护士长下午两点在外科楼三楼会议室开会,请问还有其他事情需要转告吗?

护士乙:没有了,谢谢。

护士甲:不客气,再见。

护士乙:再见。

请同学们练习上述电话礼仪。

二、医院内交往礼仪

(一) 与患者的交往礼仪

1. 与患者交往的基本原则

(1) 尊重患者:指尊重患者的人格和权利。尊重人格,即尊重患者的个性心理,尊重其作为社会成员应有的尊严,在遇到诸如未婚怀孕或分娩、性传播疾病、施暴致伤等患者时,不能因疾病训斥、嘲弄和侮辱患者,不能因疾病歧视患者,更不能因疾病否定患者的人格。对待精神病患者,同样也要做到尊重患者人格。尊重权益,即尊重患者获得及时医疗护理的权利、护理过程中的知情权、对医疗护理方案的选择权、对医疗护理行为的拒绝权及个人隐私权等。

(2) 尊重隐私:患者隐私权已得到法律的保护。因此,护士在尊重患者隐私方面应注意以下问题。

1) 地点适宜:在病房与患者沟通时要注意保护患者的隐私,若谈话的内容涉及患者的隐私,应选择安静的、有保护性的房间进行。对于某些隐私性较强的特殊病例的讨论,可以安排在单独的房间进行。

2) 维护患者身体隐私:如果在病房给患者进行体检或处置,应拉上两床之间的屏风帘,嘱其他无关人员回避;尽量减少患者躯体的暴露,体现对患者的尊重和关心及爱护,必要时可在治疗室进行。男护士给女患者做检查需要第三人在场。

3) 不探究与护理无关的个人隐私:护士在收集资料时,不应打探与其治疗、护理无关的个人隐私;如关系到护理诊断与措施的制定,应以尊重患者的态度,在相互信任的基础上使患者敞开心扉,切忌泄露给他人。

102

4）保守患者的信息秘密：任何信息资料均属个人隐私，如信件、病情等。因此，在非治疗护理区域不要随意讨论和传阅患者资料，更不要作为茶余餐后谈论的话题，也不能向与治疗护理无关的人员谈及。

（3）诚实守信：指对他人要真诚，承诺的事情要付诸行动，实现诺言。护士在与患者交往的过程中，做到诚实守信，言必行，行必果，认真履行护士的神圣职责，护士向患者承诺的事情，要想方设法给予兑现，认真完成，要诚信于人；对患者的承诺，必须是病情的需要，并具备实现的可能性，不能信口开河，随意答允。只有这样，才能取得患者的真正信赖，建立起良好和谐的护患关系。

（4）举止文明：指一个人的行为适度、大方、稳重。护士的行为举止，尤其是护患初次接触时护士的举止、仪表、风度等常常直接影响到患者对他们的信赖和治疗护理的信心，所以护士的举止要彬彬有礼，落落大方；仪表端庄，表情自然；谈吐礼貌，温文尔雅。

（5）雷厉风行：指一个人办事敏捷，干脆利落，处理问题果断。护理的服务对象是人，护理工作是治病救人，抢救患者生命是一场争分夺秒的战斗，赢得了时间就是赢得了生命。因此，护理工作，尤其是抢救工作，特别需要雷厉风行的工作作风，同时应镇静果断，机智敏捷。任何怠慢迟疑、优柔寡断都会贻误抢救的时机，危及生命。

（6）共情帮助：共情是从对方的角度出发，用对方的眼光看问题，从对方的角度去感受、理解他人的感情。共情不是同情，同情是以自己的眼光看对方，在某种程度上产生与对方的感情交流或共鸣；共情则是把自己摆在对方的位置上，去体验对方的内心世界，提出"如果是我，该怎么办？"这类问题。在护患交往中护士多表达共情，可以使患者减少被疏远和陷于困境的孤独感觉，使患者感到护士能正确理解他，从而使护患之间产生共鸣，促进护患关系的良好发展。

2. 与不同患者的交往礼仪

（1）与患儿交往礼仪：患儿的特点包括：活泼、好动、好玩、善于模仿，接受能力和求知欲望强，但对疾病的反应性强、耐受力差，不善于语言表达等，加之来到一个陌生的环境，他们的心理反应是恐惧、无助和好奇。

1）注重语言技巧：面带微笑，声音柔和亲切，语言生动活泼、浅显易懂，符合孩子的年龄特征。如：一个具有良好的自我形象，举止文明礼貌，态度和蔼可亲，友好且有爱心和同情心的护士主动进行自我介绍："×× 小朋友你好，我姓 ×，你就叫我 × 阿姨好吗？咱们现在是朋友了，我会经常来看你的。别忘了阿姨哦！"这将有助于减轻其恐惧感，使患儿有一种依赖感。有的患儿怕见陌生人，护士应亲切地安慰他："小朋友，不要怕，这里有许多和你一样的小朋友，你们很快会成为好朋友的。"同时可轻轻抚摸其头部（或拉拉手），表示友好，以增加亲切感。针对好奇心比较强、又比较淘气的孩子，可重点讲解医院的安全防范知识。

2）注重检查技巧：在给患儿护理查体时动作应准确、轻柔，以免引起患儿的恐惧。如应用听诊器时，可让患儿先听听自己的心跳声，满足其好奇心，消除恐惧感；有些检查会带来不适感，应先做必要的解释，或用分散注意力的办法争取患儿的配合。

3）尊重患儿：在检查、治疗、护理过程中要征得患儿家长的同意。对患儿要多赞扬，多鼓励，要讲信用，不要哄骗孩子。注重礼貌礼节，给孩子一个模仿的好榜样，使他们从小就学会尊重自己、尊重他人。

4）禁忌训斥患儿：患儿会在护理操作前由于恐惧产生便意，出现尿床现象，此时禁忌训斥患儿，影响其自尊心并加重其恐惧感。

（2）与年轻患者交往礼仪：年轻患者有较强的自尊心和自信心，情感丰富，兴趣广泛，面对疾病，有时会表现出烦躁不安，情绪不稳，易怒、沮丧、抑郁，不配合治疗等。为了取得他们的信任，增强战胜疾病的信心，护士要做到：

1）尊重患者：尊重他们的自尊心，用商量的口吻进行交谈，以取得他们的信任；举止要干脆利落、自然大方；态度要热情、礼貌、和蔼。

2）语言要真诚：自我介绍时，要以朋友相待，如："我叫××，你就叫我的名字吧，我是你的责任护士，有什么需要尽管找我。"使患者有一种亲切感，让他觉得选择来这里住院是正确的，治愈疾病是有希望的。

3）把握分寸：对异性患者要注意避免过分热情，做到不卑不亢、以礼相待即可。

（3）与中年患者交往礼仪：中年人虽然在思想和心理上很成熟，对现实有自己的见解。但由于此时期是压力最大的一个阶段，他们既是家庭的支柱又是单位的骨干力量，此时患病住院，他们的心理活动往往表现为自责、急躁、矛盾等，他们不愿意离开工作岗位，即使看病，也是抓紧时间，疾病稍有好转就急于出院。护士应理解对方，必要时对患者进行心理疏导和劝解，劝解时要站在患者的立场，言辞恳切。如患者是担心老人、孩子没人照顾而不想住院时，可劝导"我理解您此刻的心情，不过您一定要安下心来养病，只有您痊愈，才能更好地照顾老人和孩子"等。中年患者一旦出院，对身体的关注就会越来越少，护士要特别指出继续治疗和预防疾病的重要性，指导中年患者进行康复运动，饮食搭配，平静情绪，合理调整工作与休息时间，预防疾病的复发。

（4）与老年患者交往礼仪：老年人生理功能衰退，心理上具有孤独、不安、悲观、爱猜疑等特点；具有较强的自尊心，希望得到周围的人尊敬、服从；喜欢追忆往事，特别愿意向人炫耀年轻时的成就。因此，护士对老年患者的尊敬理解、友好和善、耐心帮助就显得更为重要。称呼一句"大爷、大娘"或称其职务名称，更显得亲切和尊敬，也拉近了护患间的心理距离。护士要善于利用老年患者的习惯和特点，调动患者的积极因素。与患者沟通时，可辅以适度的表情，如点头微笑、温柔地抚摸等，充分发挥体态语言的作用。

（二）与患者家属及探视人员交往的礼仪

一般来说，患者家属的心理多是焦虑、急切、紧张，在亲人患危重疾病时还会出现恐慌、束手无策或孤助无援。探视人员多是患者的亲朋好友，探视是对患者关心、关爱的表示，他们都希望从医护人员那里尽可能详细地了解到患者的患病情况、治疗过程及预后等，他们的言行举止甚至神态常会直接或间接影响到患者的情绪及病情的转归，有时也会影响到病区正常医疗护理工作的开展。在接待中护士应遵循尊重、礼貌、热情、诚恳的礼仪原则，适当地回答和处理问题。

1. 注重谈话艺术和技巧　在交往过程中要热情、诚恳，注意谈话艺术，交流中要根据其心理承受能力把握谈话的分寸，措辞、语句要斟酌，做到科学地解释，诚恳地安慰。回答问题时要与医生保持一致，避免引起不必要的纠纷。

2. 建立良好的关系　根据家属及探视人员的性格特征、心理需求采取不同的沟通方式，以达到沟通的最佳效果，使他们与护士达到心理相容，有利于患者的康复，从而建立良好的人际关系。

（三）与同事交往礼仪

1. 与同事交往的基本原则

（1）尊重的原则：这是为人处世的基本道理，也是基本的职业要求。医疗工作本着"患者第一"的原则,既要明确各自的分工,又要协调一致。同事间应当互相尊重,互相支持,礼貌相待,维护同事的威信,相互尊重其人格和自尊心。

(2)自律的原则:古语云:"己所不欲,勿施于人。"工作中应严于律己、自我约束、自我控制。工作中没把握完成的事情,不要轻易承诺,一旦许诺,一定要遵守承诺,从自身做起。

(3)宽容的原则:宽以待人,与人相处多容忍他人、多体谅他人,避免在无原则的小事上纠缠不清;杜绝挑拨离间,搬弄是非;对待同事态度要和蔼,同事遇到困难要关心和帮助;同事之间难免会出现一些矛盾,应冷静对待,主动沟通,找出矛盾的原因和解决的方法,无论是谁的错误,只要主动道歉,对方一般会谅解,这样才能化解同事间的矛盾冲突。

(4)平等的原则:与同事相处必须树立平等意识,一视同仁,不能厚此薄彼、区别对待。不管是新人还是老手,都应绝对摒弃不平等的观念。自视甚高或者心存自卑都是同事间相处的大忌。

(5)真诚的原则:真诚是人际交往的根本,是人与人相处的基本态度。护士在与同事交往的过程中,应以诚待人,表里如一,做到一个"诚"字,必能赢得真诚的回报。当同事取得成绩时,要真诚祝福,不应嫉妒或打击。

2. 工作交往的礼仪

(1)医护间礼仪

医生与护士是工作上的合作伙伴,既独立又相互补充、协作,共同组成了医疗护理团体。虽然职责分工不同,但服务的对象和性质是一致的。近年来,随着医学的发展,特别是整体护理的实施,扩大了护理工作的范围,在工作中难免产生误解和矛盾,掌握工作交往的礼仪、建立融洽的医护关系尤为重要。

1)相互信任,真诚合作:医护间相互信任、真诚合作是建立良好医护关系的基础。医生与护士的精诚合作,是促进患者康复的重要保证。医生的正确诊断与护士的优质护理相配合是取得最佳医疗效果的保证。医护之间应彼此理解对方的专业特点并主动配合对方的工作。

2)尊重医生,相互支持:当对医嘱有疑问时,不能盲目被动执行,及时与医生沟通,应做到:①注意时间、场合,保持医生在患者心目中的"权威性"。②注意语言的表达方式,以询问或商讨的方式进行沟通,如:"××医生您好,这个医嘱我这样理解对吗？麻烦您看看。"切忌把主观看法、埋怨、责怪等情绪渗入话语中,如:"怎么开的医嘱,让我们如何执行？"这样既体现了对医生的尊重,又解决了执行医嘱中遇到的实际问题。

3)相互学习,共同提高:古代思想家孔子说:"三人行,必有我师。"有经验的医生能根据患者的症状和体征做出准确的诊断,有经验的护士能发现疾病并发症的先兆,这就是双方精湛技术的体现。利用各种机会(科室例会、交接班、研讨会等)向医生介绍护理技术的新进展和发展趋势及科室护理工作情况,随时征求医生意见,必要时邀请医生参加,使全体医护人员为了一个共同目标团结协作,互相帮助,互相支持,提高医疗护理质量。一个融洽、和谐的团体,医护双方应本着真诚、宽容的态度在工作中相互学习,取长补短,谦让谅解,这样就可以克服医护间的人际矛盾,提高医疗护理质量,使患者处于最佳的治疗护理环境之中。

4)坚持原则,互相监督:护士在日常护理工作中发现患者病情变化、药物反应、治疗上的问题时,应及时向医生报告,及时处理。不盲目地执行医嘱,如果发现医嘱有误,能主动地向医生提出意见和建议,协助医生修改、调整不恰当的医嘱。但遇到医生和护士对患者的治疗和护理有不同的看法和意见时,解决这种意见分歧的最高准则是患者的利益。当危及患者的安全、健康甚至生命时,护士就应坚持原则,充当患者的代言人。护士这时应以诚恳的态度、委婉的方式向医生提出自己的意见,耐心细致地做好解释,避免引起不必要的误会。注意不要在其他人面前直率地指出医生的错误,更不能在患者或家属面前议论医生在治疗上的不妥之处。任何一种医疗差错都可能给患者带来痛苦和灾难,因此医护之间应该互相监督对方的医疗行为,最终减少医疗差错的发生。

(2) 护际间礼仪

1) 以诚相待,与人为善:以诚相待、与人为善是指真心诚意地对待他人,友好善意地与他人相处。这是人与人交往的基本规范和总体要求,也是护士处理人际关系的首要原则。古人云:"精诚所至,金石为开。"只要真心诚意地对待他人,就会使人感化。护士的职业目标使之成为志同道合的同志;朝夕相处、紧密配合使之成为休戚与共的兄弟姐妹。应当以"吾心换您心"真诚相待。当同事取得成绩时,应当真诚地祝贺和感到欣慰;当同事受到挫折或不幸时,应当主动表示关心和同情;当同事遇到困难时,应当积极地给予帮助和解决。

2) 互相尊重,取长补短:高年资护士在体力、精力上不如年轻人,但他们有着丰富的临床经验,办事稳重,分析、解决问题能力强;年轻护士有理想、有热情、接受新事物快,有创新精神,但自控能力差、办事好冲动,吃苦精神不强等。年轻护士应多向老护士虚心学习、请教,遇事多征求他们的意见;资历高的护士要看到年轻护士的长处,在护理实践中带动年轻护士树立积极的工作态度,通过传、帮、带,帮助他们掌握正确的护理技巧,弥补缺乏临床实践经验的不足。从而形成互相学习、取长补短、谦虚谨慎、彼此尊重的和谐的人际关系。

3) 宽以待人,善于制怒:护士应具有宽广的胸怀和气度,对于别人的缺点和短处应持包容的态度。包容并非无原则的迁就,而是在相互交往中的彼此宽容。遇事能够站在对方的角度考虑问题,多替别人着想,才能宽容他人。喜怒哀乐是人之常情,在宽容他人的同时,也要善于"制怒"。由于护士在性格、修养、思维方式、生活方式上的不尽相同,发生摩擦和冲突是很难免的,激动、愤怒的情绪若处理不好,对工作十分不利。要处理好同事间的矛盾就必须善于制怒,善于制怒不仅需要有"忍人所不能忍"的宽广胸怀和以大局为重的精神境界,而且还需要强烈的自我控制意识。遇事需冷静地思考,尽量减少情绪失控。

4) 关心他人,团结协作:护士在工作、生活、学习中相互支持和帮助是圆满完成护理工作的前提。支持和帮助体现在各种护理实践中,如对工作优异同事的祝贺和称赞;对不正确观点和做法提出诚恳、善意的意见;对工作中的难题协助解决。积极配合、团结协作也是处理同级间人际关系的一条重要原则。现代社会中,任何一个部门或岗位的工作都需要与其他部门和个人相互配合。积极主动地配合,齐心协力地工作,充分发挥团队精神,才能获得最佳效应。

(3) 护士与其他部门间礼仪:在日常护理工作中,护士经常与医院的辅助科室,如检验科、药剂室、放射科、后勤保障部门及行政部门等进行交往,这些科室是医院不可缺少的部门,也是高质量完成医疗护理的重要保障。护士在与上述部门交往时应把患者利益放在首位。维护患者利益的同时注意避免带有优越感或支配对方的情感,尤其是对后勤保障等部门,应积极配合其工作需求。工作中应做到:相互尊重,相互支持,举止文明,宽容大度,以诚相待。

边学边练

实践五 护士交往礼仪训练

课 后 任 务

基础任务

1. 介绍礼仪的顺序要求是什么？举例说明。

2. 某医院内科 1 病房共住有三位患者,分别是 1 床,刘 ××,女,30 岁,小学教师;2 床,李 ××,女,17 岁,学生;3 床,苗 ××,女,56 岁,退休工人。请问:小王该如何称呼他们？ 2 床是新入院患者,护士小王应该如何对 2 床进行自我介绍,并将 2 床介绍给同室的其他患者？

3. 社交场合中常用的介绍方式有哪些？

4. 使用电话时如何保持自己良好的"电话形象"？

5. 如何正确使用名片？

6. 在走廊中与人相遇如何行礼？

7. 与患者交往的基本原则有哪些？

8. 与同事交往的基本原则有哪些？

9. 护士在工作中如何融洽相处？

提高任务

1. 面试时如何介绍你自己？

2. 作为护士,在日常工作中如何处理好医护关系？

拓展任务

根据你的自然条件以及对未来的预期,想一想在将来的工作中如何提高与他人交往的能力。

附一　移动通讯礼仪

现在手机已成为每个人必不可少的随身工具,而且随着技术的发展,手机已不再只是打电话的通信工具,而是具有众多实用功能的工具。手机作为现代移动通讯工具之一,具有使用方便快捷的特点, 它加快了现代人的生活节奏,提高了工作效率。然而,无论是在社交场所还是工作场合放肆地使用手机,已经成为礼仪的最大威胁之一。人们在享受现代移动通讯工具带来便捷的同时,不能忽略使用礼仪,为避免影响他人的权益,或违背社会公德,使用手机必须遵守以下礼仪要求。

一、遵守公德

1. 控制音量,不要干扰周围的人。在会议厅、音乐厅、影剧院、图书馆等安静的公共场合,应将手机关闭或静音,避免接听。在商店、娱乐场所等人多嘈杂的地方,可以适当提高音量,但接听时不能对着手机大喊大叫。在病房,护士工作时间应自觉将手机调整到震动状态。

2. 在工作岗位,应注意不让自己的手机使用妨碍工作,妨碍他人。如需接听手机电话,应另找一个僻静的地方通话。

3. 如是观看电影、听严肃音乐会、会议、公务拜访、宴请等场合,不宜当众使用手机,若确实需要使用手机,应暂时告退,另找一个僻静的地方通话。

二、注意安全

使用移动通讯工具时,必须牢记安全至上的原则。

1. 不要在医院的急重症病房、手术室和油库使用手机,以免手机发出的信号影响仪器的正常工作,或引发火灾、爆炸等。

2. 乘坐飞机时,必须自觉关闭手机,以免干扰电子讯号,影响飞机安全。

3. 驾驶车辆时,不能边开车边接打手机、发短信或查看号码等,防止交通事故的发生。

4. 当与别人面对面时,不要正对着别人拨打手机,避免发射时高频大电流对他人产生辐射。最好也不要把手机放在手里,也不要对着别人放置,这都会让对方感觉不舒服。

三、尊重隐私

通讯自由和隐私权受到法律的保护。手机号码属于个人专有,如主人不愿意可不告诉他人,不应当随便打探他人的手机号码,更不应当不负责任地将别人的手机号码转告他人。同样,也不要随便借用他人的手机。出于自我保护和防止他人盗机、盗码等原因,通常不宜随意将手机借给他人使用。

四、拨打手机礼仪

当拨打手机电话时,首先想到的应是,这个时间对方方便接听吗? 并且要有对方不方便接听的准备。在给对方打手机时,注意从听筒里听到的回音来鉴别对方所处的环境。如果很静,应想到对方在会议上,有时大的会场能感到一种空阔的回声,当听到噪音时对方就很可能在室外,开车时的隆隆声也是可以听出来的。有了初步的鉴别,对能否顺利通话就有了准备。但不论在什么情况下,是否通话还是由对方来定为好,所以"现在通话方便吗?"通常是拨打手机的第一句问话。

五、查看短信

一边和别人说话,一边查看手机短信,是对别人的不尊重。另外,在短信内容的选择和编辑上应该和通话文明一样重视。因为通过你发的短信,意味着你赞同至少不否认短信的内容,也同时反映了你的品位和水准。所以不要编辑或转发不健康的短信,特别是一些带有讽刺伟人、名人甚至是革命烈士的短信,更不应该转发。

附二 电子邮件礼仪

电子邮件,又称电子函件或电子信函,是利用互联网络向交往对象发出的信函。使用电子邮件不但安全保密,节省时间,又不受篇幅的限制,还可以降低通讯费用。在使用电子邮件对外界进行联络时应遵循以下礼仪规范:

一、认真撰写

向他人发送电子邮件时,一定要精心构思并注意以下几点:

1. 主题明确 一个电子邮件一般只有一个主题,要在主题栏中注明,使收件人一目了然,撰写时要突出主题。

2.　内容简练　时间是宝贵的,为了双方的利益,电子邮件的内容应当简明扼要,说明问题即可。

3.　文字流畅　为了便于阅读,必须语言流畅,这也是尊重对方的一种表示。引用的数据、资料最好标明出处,以便收件人核对。

4.　文明用语　书写电子邮件时,要注意礼貌,特别是称谓、祝词部分要使用相应的礼貌用语。撰写英文邮件时,不可全部采用大写字母。

5.　格式完整　按照书信的格式撰写,不要"有头无尾"或"无头无尾"。

6.　保守机密　不可发送涉及工作机密内容的邮件,不得将单位邮箱的密码转告他人。

二、避免滥用电子邮件

不要向他人乱发电子邮件,更不要向他人信箱发送"垃圾邮件"。

三、注意编码

编码问题是每一位电子邮件的使用者都应掌握的,不同国家、地区使用的中文编码系统可能不同,因此可能对方收到的只是一封乱码符组成的"天书",故向不同国家、地区的华人发送邮件时,应同时用英文注明自己所使用的中文编码系统,以保证对方可以收到自己的电子邮件。

(邢世波)

▶▶▶ 项目三　成为一名合格护士——护士工作情景礼仪

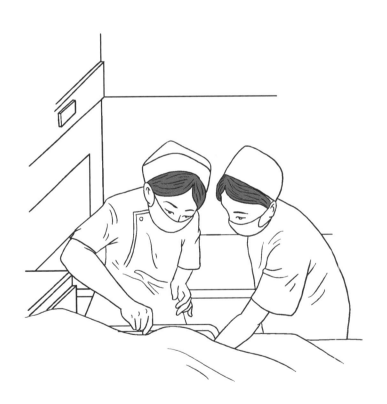

任务五　护士日常接待工作礼仪

学习目标

1. 具有尊重患者、关心患者、与患者换位思考的意识和基本能力。
2. 熟悉各部门护理工作礼仪的基本要求、礼仪内容及护理操作礼仪的要求。
3. 掌握护士日常工作中接待与送别的原则和方法。
4. 学会按照合格护士的要求接待患者,完成各项护理操作。
5. 熟练掌握护士在各种工作情景中的接待与送别礼仪。

　　本章重点是学习医院各部门的护理工作礼仪规范与要求,难点是学会将礼仪运用在护理日常工作中,做好各项护理工作。学习过程中应注意将前面的学习内容融会贯通,通过自己的语言、仪表、行为举止等,体现护士对患者的尊重、关注和友好,体现患者至上的服务意识、严谨认真的工作作风、热情周到的服务态度,塑造一名合格的护士形象。

　　日常礼仪是人们在日常生活、工作和交往中应遵循的行为规范。护士日常工作礼仪主要包括工作中与来宾交往,患者和家属的接待,以及来宾离去的送别和患者出院的告别等。这些工作礼仪是在公共社交礼仪基础之上拓展和完善的,同时又具有护士职业的特殊性。掌握和运用护士日常接待工作礼仪,能提高护理服务的质量,更加容易构建和谐的护患关系。

【课前准备】

　　学习护理日常工作礼仪的内容和护理操作礼仪的相关要求,能明确在不同的工作环境、接待不同的患者时应采用的正确礼仪,熟悉护理操作前、中、后每个环节的礼仪和注意事项。明确任务及活动要求,做好相关物品准备;按要求预先开展相关活动,记录活动的过程,汇总需解决的问题,做好展示汇报的准备。

活　动　一

工作情景与任务

导入情景:

　　小欣终于实现了自己的梦想,毕业来到市人民医院心血管内科工作,成为一名护士。今天早上,护理部主任陪同两位其他医院的护士长来到小欣的科室参观,小欣害羞地叫了声

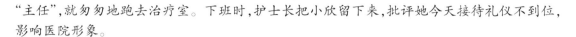

"主任",就匆匆地跑去治疗室。下班时,护士长把小欣留下来,批评她今天接待礼仪不到位,影响医院形象。

工作任务:

请认真思考小欣的行为,分析小欣的行为有什么不当之处,护士长的处理方法是否恰当。

【描述】

请同学们认真思考小欣在病房对待参观人员的行为表现,讨论分析护士长对小欣的批评对不对,你认为小欣对参观者的接待是否符合要求?如果有不恰当的地方,请指出并演示正确的做法。

【分析】

护士日常接待礼仪是护理职业对护士行为形象的要求,可以在细微之处体现对他人的尊重,表达对客人的真诚和善意。大方得体的护士日常接待礼仪形象能够传递给外界和患者规范、专业、值得信赖的良好职业印象。因此,护士日常接待礼仪是需要我们学习和掌握的重点内容。护士接待礼仪包括接待的原则、接待计划、来宾次序、迎客、待客、乘车、宴会、送别礼仪等内容,在学习过程中一定要根据具体的对象、活动的规模等灵活运用,并综合其他的礼仪要求,注重整体效果,展示良好形象。

【物品准备】

准备护士服、护士帽、发网、椅子、水杯、笔等物品。

【步骤】

1. 观察分析 请同学自由组合,4~5人一组,认真讨论小欣的接待行为,讨论分析小欣的接待礼仪是否符合护士日常接待礼仪的要求,分析护士长的处理方式是否妥当;

2. 改进提高 通过讨论分析,找出小欣和护士长存在的问题,并提出改进方案;

3. 汇报交流 将学习结果进行汇报交流,通过情景角色扮演展示正确的护士日常接待礼仪规范;

4. 评价反馈 请老师和其他同学总结并评价学习效果。

【时间】

10分钟

【评价】

学习评价表

评价项目	评价内容	小组评价	教师评价
礼仪技能	通过分析,能够准确辨别接待礼仪规范的正误	好 中等 需努力	好 中等 需努力
	在提出改进方案的同时,能够正确演示护士接待礼仪规范	好 中等 需努力	好 中等 需努力
	能够对其他同学接待礼仪的正确与否进行正确判断	好 中等 需努力	好 中等 需努力
	注重学习中的沟通礼仪,团队合作融洽	好 中等 需努力	好 中等 需努力
礼仪知识	护士礼仪与职业形象的养成	好 中等 需努力	好 中等 需努力
	接待礼仪的基本原则	好 中等 需努力	好 中等 需努力
	护士接待礼仪的指引手势和内容	好 中等 需努力	好 中等 需努力

续表

评价项目	评价内容	小组评价	教师评价
礼仪态度	态度诚恳,注重礼仪习惯的养成	好 中等 需努力	好 中等 需努力
	善于沟通,在学习过程中处处体现出较强的礼仪素质	好 中等 需努力	好 中等 需努力
综合评价			
努力方向			

活 动 二

 工作情景与任务

导入情景:

　　小欣经过上次护士长的批评,对接待礼仪特别用心,专门回顾曾经学过的相关知识。恰巧这周由医院承办的台湾大陆两地护理交流学习班明天将要结束,护士长见小欣进步很快,便让她去准备一些小礼物,赠送给台湾的护理同胞。小欣高兴地接受了这个任务,几小时后,她兴冲冲地抱着礼物回来了,护士长一看傻眼了,小欣买来的全是各种各样的零食、口红和香水。护士长只好自己再去准备。

工作任务:

　　请同学们认真思考在这种场合、面对这种对象,送别时应该赠送什么样的小礼物,分析护士长为什么面对小欣准备的礼物傻了眼。

　　【描述】

　　请同学们认真思考小欣准备的零食、口红、香水作为对台湾客人的赠送礼物是否合适?请猜猜看,护士长准备了什么样的礼物?请列举几种对不同的客人应该赠送的不同礼物。

　　【分析】

　　礼品是社交活动的一种媒介物。馈赠即赠送礼品,它是人际交往中表情达意的重要形式。随着护理学科的飞速发展,护士之间的交际活动日益频繁,活动中赠送礼品可以起到联络感情、加深印象、沟通信息等作用。礼品是感情或敬意的物化。一份太昂贵、太便宜或品味很差的不适当地礼物,可能使受礼者感到不悦。因此,送别礼仪中的馈赠礼仪是需要我们学习和掌握的重点内容。馈赠礼仪包括礼品选择的原则、礼品的包装、赠送的方式、赠送礼仪的禁忌、回礼的时机和方式等内容,在学习过程中一定要根据具体的对象、活动的规模等灵活运用,并综合其他的礼仪要求,注重整体效果,使护理的形象更完美。

　　【物品准备】

　　准备护士服、护士帽、发网、椅子、水杯、笔、自备礼物替代品等物品。

　　【步骤】

　　1. 请同学自由组合,4~5人一组,认真讨论小欣准备的赠送礼物,讨论分析小欣的礼物是否符合赠送礼物的礼仪要求。

2. 通过讨论分析,指出小欣准备的礼物为什么不合适,并提出改进方案。

3. 将学习结果进行汇报交流,通过情景角色扮演展示正确的赠送礼仪规范。

4. 请老师和其他同学总结并评价学习效果。

【时间】

10 分钟

【评价】

学习评价表

评价项目	评价内容	小组评价	教师评价
礼仪技能	通过分析,能够准确辨别赠送礼仪规范的正误	好 中等 需努力	好 中等 需努力
	在提出改进方案的同时,能够正确演示赠送礼仪规范	好 中等 需努力	好 中等 需努力
	能够对其他同学送别时赠送礼仪的正确与否进行正确判断	好 中等 需努力	好 中等 需努力
	注重学习中的沟通礼仪,团队合作融洽	好 中等 需努力	好 中等 需努力
礼仪知识	护士礼仪与职业形象的养成	好 中等 需努力	好 中等 需努力
	送别礼仪的基本原则	好 中等 需努力	好 中等 需努力
	赠送礼仪的各项内容	好 中等 需努力	好 中等 需努力
礼仪态度	态度诚恳,注重礼仪习惯的养成	好 中等 需努力	好 中等 需努力
	善于沟通,在学习过程中处处体现出较强的礼仪素质	好 中等 需努力	好 中等 需努力
综合评价			
努力方向			

相 关 知 识

迎来送往,是社会交往接待活动中最基本的形式和重要环节,是表达主人情谊、体现礼貌素养的重要方面。护士在工作中要与各种各样的人接触,或代表单位参加一些社会活动。因此护士学习必要的迎送礼仪知识,提高社会交往能力,有助于护士在护理工作中建立良好的人际关系。

一、接待礼仪

从古至今,无论在任何领域与人相处都讲究以礼相待,接待礼仪就是其中的一种,在护士的日常工作和生活中经常出现,每个人都有可能担当接待的角色,这个角色扮演的好坏,直接影响着个人形象和医院形象。因此学习和运用接待礼仪体现了护士良好的职业素质。

(一) 接待礼仪(reception etiquette)的基本原则

1. 平等原则 在同一场所、同一地点、同一时间,需要接待来自不同地区、不同部门、不同职位、不同单位的来宾,应一视同仁,要充分考虑接待对象的文化、种族、信仰等,不能厚此薄彼。

2. 对等原则 对等的意思是双方相互接待时规格应相等。也就是说,你到别人的单位去,对方怎样接待你,下次对方来你单位,你也应该至少给予同样的规格接待对方。

3. 惯例规则 约定俗成的习惯做法,即惯例。例如在接待从来没接待过的贵宾时,可参照惯例、借鉴其他单位的接待经验,或者按其他同行单位接待同等级别人物的方法接待。

4. 主随客便 作为接待方,接待人员在接待工作中,要一切工作以客人为中心,从客人的角度考虑事情的安排,才能取得良好的接待效果。

(二) 接待礼仪的具体内容

为了做好来宾的接待工作,应掌握接待的必备礼节,在细微之处体现对他人的尊重,让每一位来宾有宾至如归的感觉。接待礼仪具体包括做好接待方案、来宾次序、迎接招待、乘车、会议等方面的工作。

 想一想

市护理学会拟举办一期"门急诊护士核心能力培训班",由你院承办,参加对象为本市各级医院的门急诊护士,人数为 150 人左右,会期 2 天。如果你是医院急诊科护士长,护理部将接待任务下达到急诊科,你知道该如何做好接待工作吗?

1. 接待方案 为做好接待工作,应事先制订相应的接待方案。完善的接待方案可以使接待工作在具体操作时按部就班,有条不紊,有备无患。

(1) 接待方针:指接待工作的指导思想与总体要求。在接待时,应提倡互相尊重、平等对待、真诚待客、热情有度、主随客便的原则。

(2) 接待规格:指接待工作的具体标准,是对来宾重视程度的一种具体体现。接待规格包括三种:

1) 对等接待:指接待人员与来宾的职务、级别大致对等。

2) 高规格接待:指接待人员的职务、级别高于来宾的职务、级别。

3) 低规格接待:指接待人员的职务、级别低于来宾的职务、级别,要求接待人员更要注意礼貌、热情。

(3) 接待费用:根据确定的接待规格进行详细地费用预算,接待经费开支要严格遵守各级政府部门的相关规定。勤俭节约,压缩一切不必要的开支,提倡少花钱,多办事。对某些需要来宾负担费用的接待项目或需要宾主双方共同负担费用的接待项目,接待方必须先期告知来宾,并与对方进行必要的协商,切忌单方做主。

(4) 接待日程:包括迎送、会见、谈判、宴请、参观等日程安排。接待日程的安排应具体、紧凑、合理,应制定活动日程表,并派发给来宾,让来宾及时了解。

(5) 接待人员:根据接待规格安排接待人员。接待人员工作的表现,直接影响接待工作的效果。接待人员应选择工作负责、相貌端正、行为举止得体、热情大方、善于沟通、具有接待经验者;对于特殊来宾,接待人员应知晓来宾的语言、习俗及宗教信仰;对于重要的接待活动,对接待人员应进行专门的礼仪培训。接待人员着装应大方得体,女性应淡妆,避免佩戴过分夸张或妨碍工作的饰物。接待人员要进行明确合理的分工,责任到人,必要时应对接待人员集中进行培训。

(6) 交通工具:在接待计划中,对来宾往来、停留期间所使用的交通工具,接待方应做好安排。在为来宾联络交通工具或提供交通工具时,均应为来宾选择符合其日程安排、方便舒

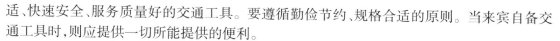

适、快速安全、服务质量好的交通工具。要遵循勤俭节约、规格合适的原则。当来宾自备交通工具时,则应提供一切所能提供的便利。

(7)食宿安排:选择宾馆时要考虑接待经费预算、宾馆的等级及实际接待能力。同时要根据来宾的身份、工作需要、年龄、性别及人数酌情安排。宾馆内部除具备基本的生活设施外,还必须具备良好的消防和安全设施,宾馆周边环境要舒适安全,交通便利。饮食安排要细致、周到,保证饮食卫生,同时尊重来宾习俗,尽量满足来宾需求。

(8)安全保卫与宣传:重要接待时,安全保卫与宣传报道工作通常也应列入计划之内。安全保卫工作方面,要专人负责,要制定预案,注重细节的落实;宣传报道方面,应根据来宾的身份和活动意义的重要性,通知有关新闻单位派人采访报道,安排好相关事宜。有关的图文报道资料,一般应向来宾提供,并注意存档备案。

2. 迎客礼仪

(1)事先沟通,了解信息:应提前了解来宾到达的日期、车次、航班等信息,安排与客人身份、职务相当的人员前去迎接,并提前告知来宾。

(2)提前到达,恭候来宾:接待人员应提前到达接待地点迎接来宾,避免迟到而让来宾久等。对于初次来访、不认识的来宾,可使用欢迎横幅、接站牌、身份胸卡等来确认来宾身份。

(3)亲切问候,以礼相待:接到来宾后,接待人员应及时上前迎接,主动伸手与来宾相握,并问候"一路辛苦了"、"欢迎来到我们医院"等。接待团体来宾时,应向来宾点头示意。如遇来宾先致意,应及时还礼,然后向对方作自我介绍。

(4)热情相迎,周到细致:来宾乘坐的车辆抵达时,待车辆停妥后,应一手拉开车门,一手遮挡车门框上沿,以免来宾头部触碰;如遇老、弱、病、残的来宾,要主动上前搀扶,加倍关心;如遇下雨时要主动撑伞迎接,以防来宾淋雨;帮助来宾提行李物品时,应尊重来宾的意愿,不要过分热情地去强行要求帮助提携。对装有贵重和易碎物品的箱包切记不要随处乱丢或使之受压。

(5)主动服务,详细告知:将来宾送到住宿地点后,应协助来宾办理好一切手续,并将来宾领进房间,向来宾介绍住处的服务、设施,同时将活动的计划、日程安排、会议资料等交给来宾,此时接待人员不应立即离去,应陪同来宾稍作停留,热情交谈;接待人员也不宜久留,应考虑来宾一路旅途劳累,让来宾早些休息。

(6)规范引领,适时提醒

引领时要面带微笑,做到手到、眼到、嘴到、心到。

1)楼梯引领:上楼时,应该让来宾走在前面,接待人员走在后面;下楼时,应该由接待人员走在前面,来宾在后面;上下楼梯时,接待人员都应该提醒来宾注意安全。

2)电梯引领:乘扶手式自动电梯,上电梯时,接待人员居后;下电梯时,接待人员在前,并且靠近扶手右侧。乘坐升降式电梯时,接待人员应提前到达电梯处按好按键,电梯到达时接待人员先请来宾进入电梯,等来宾进入后,自己站在电梯内开关控制处,但不能背对来宾,同时做好服务。到达时,接待人员按"开"的钮,让来宾先走出电梯,并提醒来宾:"我们的楼层到了,请大家先走!"如果电梯内人较多,接待人员进来时已经堵住了门口,此时接待人员应先走出来,控制好外面的电梯按键。

3)走廊引领:接待人员在来宾左前方二三步处进行引领,配合步调,指引手势规范,在与来宾进行交谈时头部、上身应转向对方。如遇转弯、灯光暗淡处应及时提醒来宾。接待人员可提前对来宾说:"请注意,这里光线较暗。"

4）进出房门引领：接待者先行一步，打开房门，站在门旁或门后，待来宾通过。

5）接待厅引领：当来宾走入客厅时，接待人员应用手指示，请来宾入座，看到来宾坐下后，行点头礼再离开。

3. **来宾次序**　指在同一时间或同一地点接待来自不同国家、不同地区、不同团体、不同单位、不同部门、不同身份的各方来宾时，接待方应依照约定俗成的方式，排列各方来宾的先后顺序。来宾次序的基本排列方式主要有以下四种：

（1）按照来宾所在国家或单位名称的字母顺序排列：举行大型的国际会议时，按国际惯例，可依据参加者所属国家或地区名称的首位拉丁字母的先后顺序进行排列。若其名称的首位字母相同，则可依据其第二位字母的先后顺序进行排列。以下各位字母相同，亦可据此类推。国内活动一般则是按照汉语拼音字母进行排列。

（2）按行政职务的高低排列：在正式场合接待各方来宾时，依据其具体的行政职务高低进行排列。对于担任同一行政职务者，可按其资历即任职的时间长短排列；对于已不再担任行政职务者，可参照其原职进行排列，但需要将其排在担任现职者之后。

（3）按照先来后到的到场顺序排列：适合各类非正式交往，以及不需要排列位次的情况。可依据其正式抵达现场时间的早晚进行排列。

（4）按照报名的先后顺序排列：举办大型招商会、展示会、博览会、各类专题学术研讨会或上述几种方式难以采用时，可依据来宾正式报名参加活动的顺序进行排列。

4. **待客礼仪**

（1）选择适宜的招待时间和招待地点：公务性来访一般不宜选择午间、晚间休息时间作为招待来宾的时间，如无特殊原因，最好避开节假日。常规的招待地点有接待室、会客室、办公室等。室内应有必要的布置，比如桌椅、灯光、音响设备、饮水机、空调等设施。环境应安静、安全和卫生，温度、湿度适宜。可根据来宾的身份选择具体招待地点，接待身份高贵的来宾，选择宾馆档次高的贵宾室；接待重要来宾，可选用专用的会客室；接待一般来宾，可在办公室。

（2）按照惯例，安排招待座次：我国礼仪惯例遵循"以右为上，居中为上，面门为上，以远为上，前排为上"的原则。

（3）热情款待：来宾到达之前，应事先准备好水果、茶水等。来宾到达后，应热情问候、代存衣帽、让坐、斟茶倒水、递上糖果等。招待过程中，准确突出来宾的身份，让来宾感受到热情和尊重。

 小贴士

饮 茶 礼 仪

泡茶前首先要清洁茶具。斟茶水时，本着"浅茶满酒"的原则，每杯水只倒2/3即可。奉茶时，勿以手指拿捏茶杯边缘，应在杯子下半段1/2处，右手在上，左手在下托着茶杯，将茶杯搁置在客人右上方或方便拿取之处。两杯以上要使用托盘端茶，托盘勿置于前胸。要先给主宾和其他来宾奉茶，空间不便时，即依照顺时针的方向把茶水端给来宾。

（4）专心聆听，认真接访：与来宾交谈时，务必神情专注，认真倾听。因故必须暂时离开或接听电话，应先向来宾表示歉意。

5. 招待来宾乘车礼仪 在接待来宾活动中,为来宾安排、准备专供使用的车辆,在座次安排、上下车顺序上亦应遵守礼仪规范。

(1)座次排序:乘坐不同类型的车辆,座位的尊卑顺序也不相同。

1)乘小轿车的座次:一般座次常规是右座高于左座,后座高于前座。司机驾驶时:以后排右座为首位,左侧次之,中间座位再次之,副驾座为末座,见图5-1。主人亲自驾驶时:以副驾座为首位,后排右侧次之,左侧再次之,而后排中间座为末席,见图5-2。主人夫妇驾车时:主人夫妇坐前座,客人夫妇坐后座。

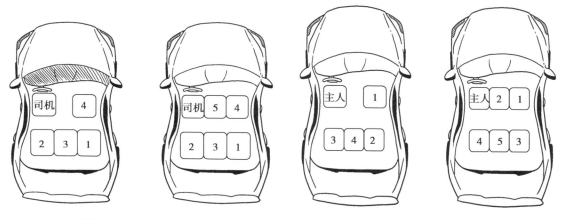

图5-1 司机驾驶座次　　　　　　　　　　　图5-2 主人驾驶座次

2)吉普车:无论是主人驾驶还是司机驾驶,都应以副驾座为尊,后排右侧次之,后排左侧为末席。上车时,后排位低者先上车,前排尊者后上。下车时前排客人先下,后排客人再下车。见图5-3。

3)面包车或旅行车:接待团体客人时多采用旅行车接送客人。旅行车以司机座后第一排即前排为尊,后排依次为小。其座位的尊卑,依每排右侧往左侧递减。见图5-4。

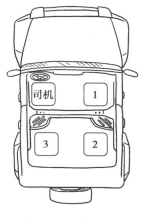

图5-3 吉普车座次

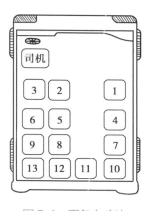

图5-4 面包车座次

(2) 乘车的礼仪规范

1) 上车姿势：女性上车时仪态要优雅，入座时应站在车门后，弯曲身体，让臀部先坐到座位上，双腿并拢提起放入车内，略调整身体位置，坐端正后，关上车门。男性上车手扶着前座椅背，一脚先进入车内，然后身体往内慢慢坐下，同时缩起另一脚进入车内。见图5-5~图5-9。

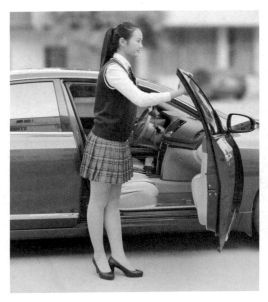

图5-5　女士上车1

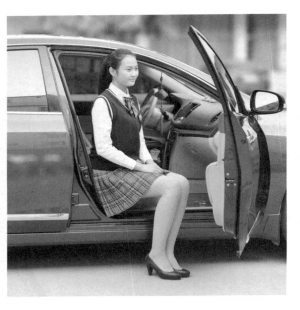

图5-6　女士上车2

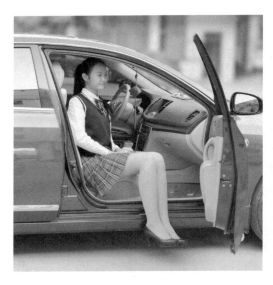

图5-7　女士上车3

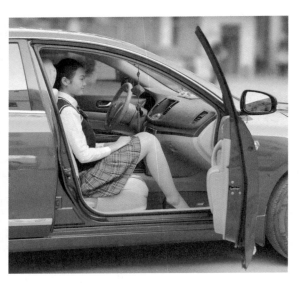

图5-8　女士上车4

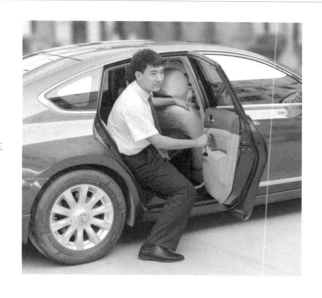

图 5-9　男士上车

2）下车姿势：女性下车时身体保持端坐姿势，侧头，伸出靠近车门的手打开车门，双脚膝盖并拢，抬起，同时移出车门外着地，一手撑着座位，一手轻靠门框，身体移近门边，再起身出车。男士下车应先将一脚踏出车外，一手扶着前座椅背，一手轻扶车门边缘，以支撑身体移出。见图 5-10~ 图 5-14。

（3）陪同乘车礼仪

陪车时应遵循"客人为尊、长者为尊"的原则。

1）上车时：车子开到客人跟前，帮助客人打开车门，请客人上车。若客人中有长辈，还应扶持其先上，自己再进入车内，见图 5-15。

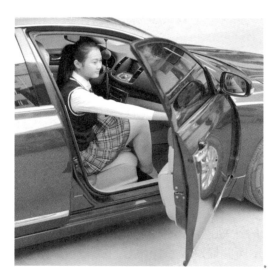

图 5-10　女士下车 1

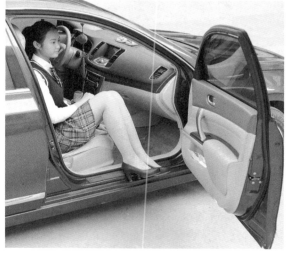

图 5-11　女士下车 2

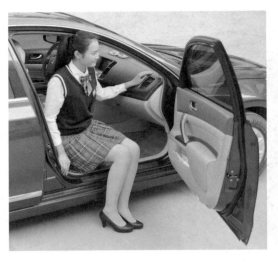

图 5-12　女士下车 3

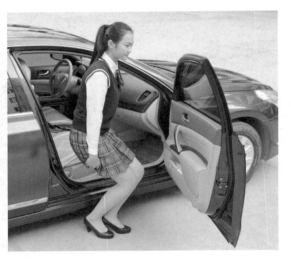

图 5-13　女士下车 4

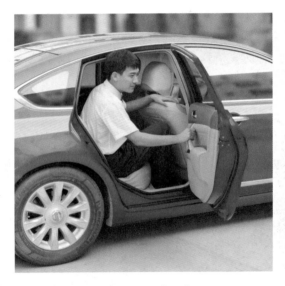

图 5-14　男士下车

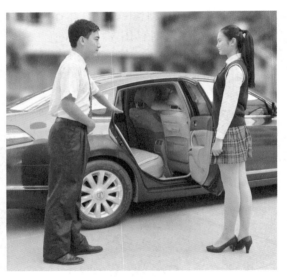

图 5-15　陪同上车

2）下车时：接待人员应首先下车，帮助客人打开车门并以手挡住车门上框，协助客人下车，见图 5-16。

6. 招待来宾宴会礼仪

（1）宴请礼仪

1）宴请的准备工作：宴请通常都有明确的目的，一是为某人举行的宴请，如为某人接风、送行；二是为某件事而举行的宴请，如校庆、三甲医院通过评审等，也可是私事，如结婚、生子、乔迁等。宴请的准备工作包括确定宴请的目的、名义、对象、形式、时间和地点，再根据具体情况发请柬以及邀请客人。①邀请：宴请的名义在公事宴请中很重要。不管是为某人或某事举行的宴请，都须本着真诚友好的原则。如果是为某人举行的宴请，一般以个人名义发起邀请。如果是为公事举行的邀请，较大规模的宴请应以单位的名义，较小范围的宴请以相关部门的主管领导的名义邀请比较合适。为某人而举行的宴请,应考虑邀请什么人,通常不能邀请与主宾有矛盾的人出席。为某事而设的宴请,需考虑所有与此事有关的人。公事宴请,应考虑请哪方面的人、哪一级别、多少人。确定邀请范围后,先草拟邀请名单,再进一步确认被邀请人的姓名、职务、称呼。②宴请的形式:一般来说,比较正式、隆重的、人数不多的宴请以宴会的形式较合适。不太正式、人数较多的以冷餐会较为适合。比较简单但注重情趣的可选茶会或烧烤聚会。具有庆祝意义的可选酒会。③宴请的时间:以主人、客人都觉得合适为好。为某人而举行的宴请,一般应征求主宾的意见。为某事举行的宴请,要选择一个最能达到理想效果的日子。如果邀请对象有

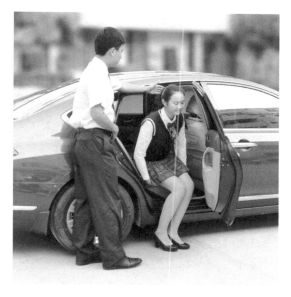

图 5-16　陪同下车

外宾,应注意避免某些禁忌的日子,如基督教的 13 日。④宴请的地点:根据宴请的形式、人数及隆重的程度决定。正式的宴会选择在较高档的大饭店;酒会和自助餐会应选择较大的场地;而便宴通常选择在一般的饭店或家里。⑤请柬:正式的宴请应发请柬,既出于礼貌,又可起到提醒客人备忘的作用。如果被邀请的对象是具有很高身份的人,还需单独发送邀请信,以表示诚意。请柬应提前 1~2 周发出,以便被邀请人安排时间。请柬的内容应包括宴请的形式、时间、地点、主人的姓名或单位名称。请柬发出后,应打电话给被邀请人,询问对方请柬是否收到,并请对方到时出席。确认邀请是为了表示邀请的诚意,还可以落实出席的情况,以便安排和调整席位。

2)订菜的礼仪:订菜时应考虑来宾的喜好和禁忌,不能以主人自己的喜好决定。如果邀请宗教界人士,应特别注意尊重对方的宗教禁忌。荤素搭配合理,菜肴品种多样化,但应注意量力而行,追求特色。菜肴的数量和花色应根据宴会的规格在预算标准内考虑。

3)座位的礼仪:一般的宴会,除自助餐、茶会及酒会外,主人必须安排客人的席次,不能以随便坐的方式,引起主客及其他客人的不满。如果宴会设在饭店或礼堂,圆桌 2 桌或 2 桌以上时,以背对饭厅或礼堂为正位,以右旁为大,左旁为小。如场地排有 3 桌,则以中间为大,右旁次之,左旁为小。桌席、席次的安排,以右为尊,左为卑。遵守社会伦理、长幼有序、师生有别。座位的末座,一般不能安排女宾。由于席次安排尊卑,宾客一旦上桌坐定,就不可换来调去。

(2)赴宴礼仪:接到宴会邀请后,应尽早明确答复,以便主人妥善安排。如果临时因故无法出席,须尽早通知对方,深表歉意并作必要的解释。应邀参加宴会,应按时出席,一般可按规定时间提前或延后 5 分钟到达。抵达时,应主动向主人问好致意。进入餐厅时,男士应先开门,请女士进入。最得体的入座方式是从左侧入座。就餐时应举止得当,讲究礼节,使进餐气氛和谐友好。身体要端正,手肘不要放在桌面上,身体与餐桌的距离以便于使用餐具为佳,不可跷足。在正式宴会上,客人需待主人先拿起餐巾时,自己方可拿起餐巾。主人祝酒致辞时,应停止一切活动,认真聆听。主人前来碰杯或相互间碰杯时,应目视对方,面带微笑,

点头致意。宴请结束,应有礼貌地主动向主人握手道谢。参加正式宴会后的 2~3 天,也可向主人书面致谢。

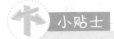 小贴士

西餐礼仪

西餐餐具主要是刀、叉、匙、盘、杯、碟等。餐具一般在就餐前都已摆好。放在每人面前的是食盘或汤盘,盘较大,左边放叉,右边放刀。刀叉的数目与菜的道数相当。使用刀叉的顺序是按上菜的顺序,由外至里排列。进餐时,不应手持刀叉比划着与人说话,刀叉尽量不要发出声音。使用刀叉的基本原则是右手持刀或汤匙,左手拿叉。刀叉的拿法是轻握尾端,示指按在柄上。汤匙则用握笔的方式拿即可。对体积较大的蔬菜,可用刀叉来折叠、分切。较软的食物可放在叉子平面上,用刀子整理一下。如果想放下刀叉略作休息,应把刀叉以"八"字形状摆在盘子中央。用餐后,将刀叉摆在四点钟方向即可。

7. 接待来宾会议礼仪　会议是一种经常性的公务活动,是对某个问题进行讨论、研究、解决的一种社会活动形式。要想取得良好的效果就必须遵守一定的会议礼仪。有些会议本身就具有礼仪性质,会议规格越高,其礼仪要求就越讲究,如洽谈会、专题会、发布会等。良好的会议风范,既是尊重自己也是尊重别人。

(1) 会议前礼仪:在会议前的准备工作中,需要注意以下几个方面:

1) 时间:要告之参会人员,会议开始时间和要进行多长时间。

2) 地点:确定会议在什么地点进行。

3) 人物:确定会议有哪些人要来。

4) 议题:确定本次会议要讨论哪些问题。

5) 物品的准备:根据这次会议的类型、目的备齐所需用物。

6) 会议座次的安排:方桌会议时要特别注意座次的安排,若只有一位领导时,应坐在方形会议桌最短边部分或是比较靠里的位置,面门而坐;若由主客双方来参加的会议,一般分两侧就座,主人坐在会议桌的右边,客人坐在会议桌的左边。圆桌会议时不用过多拘泥礼节,但要以门作为基准点,靠里、面门的位置为主要的座位。

(2) 会议中的礼仪

1) 主持人礼仪:会议的主持人一般由具有一定职位的人来担任,其主要作用是介绍参会人员,控制会议进程、时间等。主持人要着装得体,举止文明,大方庄重,精神饱满,走上主席台时步伐稳健。站立主持时,应双腿并拢,腰背挺直,单手持稿时,应用右手持稿底的中部,左手自然下垂。双手持稿时应与胸齐高。坐着主持时,上身挺直,双臂前伸,两手轻按于桌沿。主持过程中,切忌出现搔头、揉眼等不雅动作。主持人同时还必须熟悉议程方可应付一切突发性问题。会议开始时主持人应告知参加会议的注意事项。根据会议性质调节会议气氛,维持会场秩序。

2) 发言人礼仪:会议发言有正式和自由发言两种,前者一般是领导报告,后者一般是讨论发言。①正式发言人衣冠整齐,走上主席台应步态自然,刚劲有力,发言时口齿清晰,简明扼要,讲究逻辑。如果是书面发言要时常抬头扫视一下会场,不能只顾低头读稿,旁若无人。发言完毕应对听众表示感谢。②自由发言时要注意讲究顺序和秩序,不能争抢发言;发言应

简短,观点明确;与他人有分歧时应态度平和、以理服人,听从主持人的指挥,不能只顾自己。③会议参加者对发言人提问,应礼貌作答,对不能回答的问题应机智而礼貌地说明理由;对提问人的批评和意见应认真听取,即使意见是错误的,也不应恶语相击而失态。

3)参会者礼仪:会议参加者应衣着整洁,仪表大方,准时入场,进出有序,依会议安排落座。开会时应认真聆听,做好会议记录,手机调至静音,不可私下交头接耳,小声说话。发言人发言结束时,应鼓掌致意。会议中不要随意走动,确实需要中途退场时动作要轻,不影响他人。

（3）会后礼仪

在会议完毕之后同样要遵守礼仪规范,认真有礼地做好后续工作使其获得圆满成功。会后礼仪包括:

1）传达会议精神:将会议上所做出的决定,以文件形式下发,会议一般要有文字记录,有专人负责相关事务的跟进。

2）整理会议材料:会议中所作出的决定,或一些保密性的文件,请工作人员及时将其整理出来,并做好后续工作。

3）预订返程票:主办方应尽地主之谊,为外地参会者定购返程车、船、飞机票,并安排工作人员、车辆送行。

二、送别礼仪

送别是在与来宾离别之际,出于礼貌,陪对方一同行走一段路程,或者特意前往来宾启程之处,与之告别,这关系着来宾对接待方的最后印象。热情有礼的送别可以给来宾留下美好的印象,为以后的往来奠定基础。

（一）事前准备工作

1. 安排合适的交通工具　事前征询来宾意见,了解来宾有无需要帮忙和代劳之事。对于远道而来的来宾,为尽地主之谊,应及时预订返程票,并安排送行人员和车辆。如有必要可准备适当的纪念品,在离别时赠送。

2. 确定时间　负责送别来宾的接待人员,一定要提前与来宾商定双方会合的时间与地点。具体时间与地点的确定,通常应主随客便。要求接待人员提前到场,时间上要留有适当的余地。

（二）送别时的馈赠礼仪

1. 礼品选择的原则　选择礼品应遵循实用性、纪念性、象征性、独创性、时尚性、对象性原则。

（1）实用性:礼品选择要具有实用性,送上一份客人喜欢而又可以经常使用的礼物,会使之有特别愉悦和满足的感觉。

（2）纪念性:常言道"千里送鹅毛,礼轻情意重"。多数情况下,礼品应突出其纪念意义,不必过分强调它的价值和价格。

（3）象征性:在馈赠礼品时,有时需要讲究寓意,具有象征性。比如在喜庆的日子里,送礼物送双份,表示"好事成双";探望生病的人送苹果寓意"平安康复";送玫瑰表示"一见钟情"等。

（4）独创性:选购礼品时应突出构思巧妙、富有创意。独具匠心的礼品能让人耳目一新,爱不释手,体现了受赠者在送礼者心目中的地位。

（5）时尚性：选择礼品时，要注意时尚潮流，不要选择过时、落伍的物品，以免让人感到搪塞、应付，导致受赠者的误解。

（6）对象性：礼品选择还应根据不同对象进行购买。在馈赠礼品前，最好先了解别人的喜好和需要，切忌盲目送礼。特别是看望病人，更应根据不同的病情，比如术后病人，应送高蛋白的食品；耳鼻喉口的病人不宜送鲜花等。

2. 礼品的包装　赠送的礼品要进行包装，精美的包装本身就表示对对方的尊重，会增加赠送的效果。包装礼品前一定要把礼品的价格标签取掉。易碎的礼品一定要装在硬质材料的盒子里，然后填充防震材料，如海绵、棉花等，外面再用礼品纸包装。选择包装纸要注意从色彩、图案等方面综合考虑，不宜选用纯白、纯黑色包装纸，最好使用彩色包装。要注意有些国家和民族的人对色彩与图案有不同的理解，如日本人则不喜欢"蝴蝶结"。如果礼品是托人转交，为了保证受礼人知晓礼品的来源，可以在礼品包装好后，把送礼人的名片放在一个小信封中，粘贴在礼品纸上。

3. 赠送礼的方式

（1）公务赠送礼品：如果是会谈、会见等活动，一般由最高职位的人代表本方向对方人员赠送礼品。赠送应从地位最尊的人开始，同一级别的人员中应先赠女士后赠男士，先赠年长者后赠年少者。赠送礼品应双手奉送，或者用右手呈交，避免用左手。有些国家的人在接受礼品时有推辞的习惯，但这只是一种礼节，并不代表拒绝。如果赠送的礼品确实没有贿赂之意，则应大胆坚持片刻。如果对方坚持拒收，则可能确实有不能接受的理由，此时不能一再强求，也不应表现出不高兴的情绪。

（2）个人赠送礼品：私人赠送礼品看起来很简单，但其中也有一些需要注意的方面。要双手接捧对方递过来的礼物，同时要面带微笑。对收到的礼物一定要表示喜欢和谢意，切忌第一句话就问"这东西很贵吧"或当场表示不喜欢。朋友送的礼物，双手接过后，切忌随手把礼物丢在一边，这是表示对礼物的不喜欢或是对送礼人的不屑。不能将礼物很快转送给别人，如果收的礼物确实是自己用不到的，转送给别人时，应尽量送给与送礼人不相识、距离远的人。一般不当面拒绝礼品。如果认为对方的礼品考虑欠妥，应在事后及时予以说明，取得对方的谅解后再行退还。一般而言，东方人接受礼品时，在表示感谢后，往往会把礼品收起来，而西方人往往习惯于当场打开礼品，表示赞美，有时还会表示礼品正是自己期待已久的物品等。按照西方的习惯一般在收到礼品一周之后，会写一封信表示感谢。收到寄来的礼品时，应及时回复短信或名片致谢。

（3）人多的场合赠送礼品：首先要考虑礼品的数量、礼品发放的范围、礼品的种类。在人多的场合发放礼品，往往可能会漏掉一些人，因此，要格外小心礼品的数量。宁可多备一些，不可少发，否则会导致尴尬。另外，人多场合赠送的礼品不宜具有针对个人的倾向。

4. 赠送礼仪禁忌

（1）不适宜赠送的物品

1）刀：赠送刀子被认为含有一刀两断的意思，应避免选作礼品。但有两种刀有时可以作为礼品赠送：一种是特别富有民族特色的礼品刀（如阿拉伯弯刀），另外一种就是瑞士军刀。

2）钟和鞋子：钟代表死亡或代表浪费时间，鞋子往往被认为不洁或不吉利，都应避免作为礼品。

3）药品：药品与疾病、不健康或死亡相联系，但保健品除外。

4）动植物活体、生鲜食品、种子：不宜送外国来访客人，许多国家有很严格的动、植物检疫法,不允许此类东西进入国门。

（2）数字禁忌：西方人忌讳"13"，美国人忌讳"13"和"3"，日本人忌讳"9"，印度人忌讳"6"和"8"，中国人和朝鲜人忌讳"4"。

（3）色彩禁忌：中国人忌讳黑色和白色，认为是不吉利和悲哀的寓意；欧美人不喜欢黑色，但是喜欢白色，认为白色代表纯洁；法国人认为黄色代表不忠诚；巴西人认为紫色是悲伤，黄色是凶色；俄罗斯人和新加坡人也不喜欢黄色；比利时人、伊拉克人忌讳蓝色；泰国人和德国人不喜欢红色；日本人不喜欢绿色等。

（4）图案禁忌：英国人忌讳大象图案，瑞士人忌讳猫头鹰图案，澳大利亚不喜欢兔子图案等。

5. 回礼的时机与方式　一般而言，来客赠送了礼品，主人应回礼。回礼的方式可以有很多种，既可以回赠礼品，也可以用款待对方的方式来回礼。如果是回赠礼品，应注意以下几点：

（1）不超值：回礼的价值一般不应超过对方赠送的礼品，否则会给人攀比之感。

（2）时机合适：收到赠送的礼品后，回礼时应该有一个恰当的理由和合适的时机，分别时是最好的回礼时机之一。不能为了回礼而不管时间、地点，单纯回送等值的物品。

（三）送别形式

圆满周到的欢送仪式，可以使来宾满意而归，并留下美好的回忆。送别方式通常有以下几种：

1. 道别　道别通常应当由来宾先提出来，假如主人首先与来宾道别，难免会给人下逐客令的感觉。在道别时，来宾往往会说"就此告辞"、"以后多联系"，主人需回应"一路顺风"、"旅途平安"。有时，宾主双方还会向对方互道"再见"，叮嘱对方"多多保重"。

2. 饯别　又称饯行。在来宾离别之前，专门为对方举行饯别宴会，这样在形式上显得热烈而隆重，还会使对方产生备受重视之感，进而加深宾主之间的友谊。

3. 话别　与来宾话别的时间，一要讲究主随客便，二要注意预先相告。话别地点一般选择在来宾入住的酒店、接待方的会客室或是在为来宾饯行的宴会上。话别的主要内容有：表达惜别之意；听取来宾的意见或建议；了解来宾有无需要帮忙代劳之事；向来宾赠送纪念性礼品。

4. 送行　在接待工作中需要为之安排送行的对象主要有：正式来访的外国贵宾、远道而来的重要客人、关系密切的协作单位的负责人、重要合作单位的有关人员、年老体弱的来访之人、携带行李较多的来宾等。

（1）办公室送客礼：来宾离开办公室时，办公室其他员工见来宾离开应该马上站起，面带微笑地说一声"再见！"，来宾走远后，方可关门，关门时动作要轻。

（2）电梯口送客礼：将来宾送到电梯口时，送行人员在电梯门关上之前，都要对来宾注目相送，等电梯即将关上的一刹那，挥手示意或行鞠躬礼，并热情地说："一路顺风！再见！"

（3）大门口送客礼：送行人员将来宾送到大门口，应握手道别，同时说声"欢迎下次来访，再见！"，目送来宾远离后方可离开。

（4）汽车旁送客礼：送行人员应将来宾一直送到车旁，在车辆即将启动时，挥手示意，并说"请注意安全！再见！"，目送车子远离后方可离开。

（5）车站、码头、机场送客礼：当送来宾到达车站、

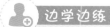
边学边练

实践六　护士日常工作礼仪训练

码头、机场时,要耐心等待来宾离开,不要表现得心神不宁,以免来宾误解。在机场,要等来宾通过安检后再离开。

课 后 小 结

☺ 原来护士与人交往这么不容易啊。还有这么多规矩。

☼ 是呀,护士不仅要与患者交往,还有面临学习、开会、参观、领导检查等,好多好多的人来人往呢!这不仅代表自己的形象,还代表医院的形象喔!

☺ 每次医院举办学习班,我最开心,完成任务时,看着客人高兴地来,满意地去,我好有成就感。

☼ 护士在工作中迎来送往,可以锻炼自己各方面的能力,也可以获得别人的信任和尊敬。

☺ 迎送过程中细节真的很重要,一句话,一个眼神,一个手势都可能带来意象不到的后果。

☼ 细节决定成败!让我们共同努力!一定可以成为患者最满意的护士!

课 后 任 务

基础任务

1. 接待礼仪的原则是什么?

2. 具体的接待礼仪包括哪些?其要求有哪些?

提高任务

1. 作为护理人员,在送一位新加坡国籍的女患者出院,你应该如何做?

2. 泰国护理学院专家来你院交流,你选择什么礼品赠送?如何赠送?

拓展任务

你院拟举办国际护理沙龙,请你设计一个合理的接待方案。

(宋海燕)

任务六　各部门护理工作礼仪

学习目标

1. 具有尊敬患者、为患者提供优质护理服务的理念。
2. 了解各部门的工作内容和特点。
3. 熟悉各部门护理工作中的礼仪规范。
4. 学会在各个工作部门熟练应用规范礼仪，体现尊重并与患者平等友好沟通，为患者提供优质服务。

　　本章重点是各部门护理工作中的礼仪规范；学习难点是根据不同的工作部门灵活应用礼仪规范；学习过程中应注意始终用礼仪标准规范自己的言行，并将礼仪规范灵活应用于具体的工作实践之中。

　　各部门护理工作礼仪是护士在不同的部门和岗位从事护理工作时应遵循的行为规范，是护士礼仪修养的综合体现，也是护士职业道德修养的外在表现。良好的礼仪修养可以增进护患关系，营造和谐的工作氛围，促进患者的康复。本章节是护理礼仪在门诊、急诊、手术室、病区等不同部门和不同岗位的具体实践，是护士基础礼仪、工作礼仪、日常礼仪等内容的综合应用。通过学习实践护理工作礼仪，让护士的职业美在大方得体的形象、亲切友好的态度、优雅规范的举止中充分展现，让护士成为守护患者的白衣天使。

【课前准备】

　　实地观察并了解医院门诊、急诊、手术室、病区护理工作的内容和特点，通过访谈了解患者对服务的需求；复习护士仪表礼仪、行为礼仪、言谈礼仪、接听电话、介绍、引导等礼仪知识；明确课堂任务及活动要求，按要求预先开展相关活动，记录活动的过程，汇总需解决的问题，做好展示的准备。

活　动　一

工作情景与任务

导入情景：

　　患者王某，男，44岁，因腹痛、腹泻、发热、呕吐20小时，家属搀扶来到医院门诊就诊，医生诊断：急性阑尾炎，立即收入院治疗。

工作任务:

门诊护士小欣,接待并协助家属办理入院手续,用轮椅护送患者到外科住院病区,病区值班护士小丽马上接待患者入院,完成首次护理评估工作并做好术前准备。请认真观察两位护士的做法,分析她们做对了吗?

【描述】

小欣是门诊护士,每天她都会提前做好准备,穿好工作服,化上职业淡妆,站在自己的岗位上,以良好的精神状态开始一天的工作。当面对腹痛难忍由家属搀扶进来的患者王某,小欣应该如何应对?请讨论分析门诊工作的特性和患者的就诊需求,总结出门诊护士的礼仪要求并进行模拟演示。

【分析】

门诊是患者就医的主要场所,是医院面对患者和社会的"窗口",也是患者与医护人员接触的"第一关",门诊护士无形中成为医院对外的形象代表,护士的服务态度、服务水平、职业形象直接影响着患者对医院服务质量的评价。大方得体的护士职业形象、热情真诚的服务态度、优雅规范的行为举止是门诊护士的礼仪目标,在学习过程中一定要注重细节和整体,全方位地塑造"白衣天使"的职业形象。在这个活动中,需要展示的内容包括:

1. 护士仪容仪表礼仪,包括职业着装、微笑、目光注视等。
2. 护士行为礼仪,包括站姿、坐姿、走姿、推轮椅等。
3. 护士交往礼仪,包括接待、语言交流、打电话、引导等。

【物品准备】

全套护士服、轮椅、治疗盘等相关物品。

【步骤】

1. 讨论分析　请同学分组,5~6人一组进行案例分析。
2. 模拟情景　请各组根据情景和任务,对照学习评价表,进行情景模拟。
3. 汇报交流　请两组同学展示,其他同学观察分析。
4. 评价反馈　请老师和其他同学总结并评价学习效果。

【时间】

15分钟

【评价】

学习评价表

评价项目	评价内容	小组评价	教师评价
学习态度	课前准备充分,认真参与课堂模拟	好　中等　需努力	好　中等　需努力
	具有团队精神,团结协作	好　中等　需努力	好　中等　需努力
	虚心接受批评指正,及时改正	好　中等　需努力	好　中等　需努力
礼仪形象	职业着装规范(衣服、帽子、鞋袜、配饰)	好　中等　需努力	好　中等　需努力
	职业淡妆符合岗位要求	好　中等　需努力	好　中等　需努力
	表情自然,笑容真诚,目光亲切,及时关注	好　中等　需努力	好　中等　需努力
	基本姿态大方规范:站、坐、行	好　中等　需努力	好　中等　需努力

续表

评价项目	评价内容	小组评价	教师评价
礼仪技能	接待患者及时规范	好 中等 需努力	好 中等 需努力
	引导及指示方法正确	好 中等 需努力	好 中等 需努力
	动作规范轻稳	好 中等 需努力	好 中等 需努力
	语气语调诚恳,语言规范礼貌	好 中等 需努力	好 中等 需努力
	拨打电话礼仪规范,表达清晰	好 中等 需努力	好 中等 需努力
	轮椅护送患者安全、途中注重交流关心	好 中等 需努力	好 中等 需努力
职业情感	以患者为中心,主动关心并及时解决患者需求	好 中等 需努力	好 中等 需努力
	尊重患者,一视同仁	好 中等 需努力	好 中等 需努力
	态度温和,工作耐心,面带微笑	好 中等 需努力	好 中等 需努力
综合质量	态度认真,准备充分,各项礼仪技能掌握熟练,使用灵活合理,模拟表演展现力强,能体现工作中的礼仪风采	好 中等 需努力	好 中等 需努力
综合评价			
努力方向			

活 动 二

【描述】

外科病区护士小丽,接到门诊电话通知其准备接收急性阑尾炎新入院患者,按照工作程序,小丽马上准备好病床单元以及首次护理评估的用物,向医生通报新收患者,并做好手术前的相关准备工作。请讨论分析病区护士的工作礼仪要求并进行模拟演示。

【分析】

住院病区是患者治疗和康复的主要场所,住院期间患者接触最多的是护士,护士的言行举止会对患者产生重要的影响。除了精湛的护理技术外,工作时仪表端庄、举止得体、语言文明、面带微笑、真诚帮助,是消除隔阂、建立护患信任关系的重要部分。病区护士应根据不同疾病的特点和不同的需求,突出护理服务的特性,为患者提供优质的护理服务。在这个活动中,需要展示的内容包括:

1. 护士仪容仪表礼仪,包括职业着装、微笑、目光注视等。

2. 护士行为礼仪,包括站姿、坐姿、走姿、推治疗车等。

3. 护士交往礼仪,包括接听电话、接待新入院患者、介绍与解释、护理评估交流、术前工作礼仪等。

【物品准备】

全套护士服、治疗盘、生命体征测量物品、首次护理评估表等相关用物。

【步骤】

1. 讨论分析 请同学分组,5~6人一组进行案例分析。

2. 模拟情景 请各组根据情景和任务,对照学习评价表,进行情景模拟。

3. 汇报交流 请两组同学展示,其他同学观察分析。

4. 评价反馈 请老师和其他同学总结并评价学习效果。

【时间】

15 分钟

【评价】

学习评价表

评价项目	评价内容	小组评价	教师评价
学习态度	课前准备充分,认真参与课堂模拟	好 中等 需努力	好 中等 需努力
	具有团队精神,团结协作	好 中等 需努力	好 中等 需努力
	虚心接受批评指正,及时改正	好 中等 需努力	好 中等 需努力
礼仪形象	职业着装规范(衣服、帽子、鞋袜、配饰)	好 中等 需努力	好 中等 需努力
	职业淡妆符合岗位要求	好 中等 需努力	好 中等 需努力
	表情自然,笑容真诚,目光亲切、及时关注	好 中等 需努力	好 中等 需努力
	基本姿态大方规范:站、坐、行	好 中等 需努力	好 中等 需努力
礼仪技能	接听电话规范有礼	好 中等 需努力	好 中等 需努力
	接待患者主动热情,自我介绍符合礼节	好 中等 需努力	好 中等 需努力
	引导及指示方法正确	好 中等 需努力	好 中等 需努力
	术前沟通积极有效	好 中等 需努力	好 中等 需努力
	动作规范轻稳	好 中等 需努力	好 中等 需努力
	语气语调诚恳,语言规范礼貌	好 中等 需努力	好 中等 需努力
职业情感	以患者为中心,主动关心并及时解决患者需求	好 中等 需努力	好 中等 需努力
	尊重患者,一视同仁	好 中等 需努力	好 中等 需努力
	态度温和,工作耐心,面带微笑	好 中等 需努力	好 中等 需努力
综合质量	态度认真,准备充分,各项礼仪技能掌握熟练,使用灵活合理,模拟表演展现力强,能体现工作中的礼仪风采	好 中等 需努力	好 中等 需努力
综合评价			
努力方向			

相 关 知 识

随着社会经济的不断发展和人民生活水平的提高,人们对护理服务的需求呈现出多元化、高品质的趋势。医学模式的改变以及护理学科的自身发展,使护理工作的内容已从单纯的完成护理项目发展到对患者需求的全面关注,要求护士在护理工作中为患者提供全身心、全方位的优质服务。护士应树立以"患者为中心"的服务理念,变被动式服务为主动式服务,要充分认识到服务工作须从细节做起,让患者在就医过程中不仅得到高质量的技术服务,更得到精神上的安慰和情感上的沟通,得到尊重和帮助。

一、门诊护理工作礼仪

门诊(outpatient department)是患者就医的主要场所,也是代表医院形象的"窗口"。门诊具有患者多、流动性大的特点,护士每天要面对大量寻求帮助的对象和不计其数的咨询,同时,患者由于身体上的不适和环境的陌生,往往伴有焦虑、恐惧、悲观等负面情绪。因此,护士的一言一行、一举一动都会影响患者的情绪。

患者在求医的过程中需要护士的专业引导和帮助,门诊护士的礼仪服务能将医院的服务理念和服务质量在第一时间传达给患者。对求医者来说,人性化、体贴式的服务不仅可以让患者看病安心,也可提升门诊的服务质量,无论对患者还是医院都起到了积极的作用。门诊工作礼仪包括以下方面:

1. 布局合理、环境舒适 患者的候诊和就诊环境要布局合理、宽敞明亮、干净整洁;在各楼层扶梯、电梯口及候诊区设清晰显眼的指示标志;候诊及就诊流程合理,患者就诊有序,环境安静舒适;可提供饮水、报刊杂志、音乐或电视,让等候的患者感觉贴心;室内卫生干净,无异味;走道两边可适当摆放花草、装饰宣传壁画或健康宣传专栏,营造温馨、舒适、安全、舒心的就医环境。

2. 仪表端庄、举止大方 护士的基本姿态、操作动作以及体态语言,是护患之间非语言沟通的重要内容。护士的仪容仪表、行为举止既要维护职业的严肃性,同时也要展示护士的形象美,给人以自信、稳重、优美的感觉。护士工作着装要大方合体,保持干净平整,工作牌清晰端正,燕帽干净挺立,发饰素雅,给人以端庄得体的感觉。护士表情自然、笑容亲切、目光和蔼,给人以真诚友善的感觉。护士行为举止自然大方,操作时动作娴熟、轻稳、规范,给人以安全可信的感觉。门诊护士的良好职业形象,为患者的就诊体验奠定了良好的开端。

3. 热情接待、主动服务 门诊护士应主动服务,做到主动关注、主动问候、及时回应。细心关注患者的需求,及时耐心地解答患者疑问,向患者介绍医院的概况以及专科特色,介绍医生的诊疗特长,为患者就诊给予合理的指导。对初次就诊或远道而来的患者,特别是农村患者或文化层次较低的患者,应给予更多的帮助,如就诊程序的指导、医院环境及开展的新业务等的介绍;对某些特殊患者,在必要时全程陪同患者就诊。护士主动关注、主动问候、及时回应充分体现了对患者的尊重。

 知识链接

门诊患者的心理特征

1. 陌生、恐惧的心理 特别是首次就诊的患者,由于对环境的陌生、对就诊程序的不理解以及对自己健康的担心会产生惧怕心理。

2. 焦虑烦躁的心理 由于诊疗过程中,各项检查、缴费等手续导致患者要多次往返于各部门和诊室,求治心切和繁复的程序易激发情绪失控。

3. 期望药到病除的心理 患者总期望立竿见影药到病除,或及早确诊,特别是慢性病患者,因长期求医、心理压力大,易把不良情绪带到就医过程中。

4. 心存疑虑的矛盾心理 患者在就诊时既希望得到有效的治疗,又对医生的能力和诊治心存疑虑。

4. 体谅患者、心态平和 门诊患者大都处于迷茫、痛苦、焦虑状态,甚至把不愉快的就诊体验发泄到护士身上,这就需要门诊护士学会换位思考,及时发现患者的内在需求,进一步提高自己的工作效率和工作质量。此外,门诊护士还应学会自我调节,在繁重的工作岗位上保持平和的心态,注意说话时的语气、语调和表情。

5. 有效沟通、耐心倾听 门诊护士不但要具有良好的职业道德,还要具有丰富的专业知识和良好的语言沟通技巧。门诊护士应注重患者的心理变化,通过沟通了解患者需求并及时为患者提供服务。尊重对方,称呼准确,对老人应用尊称;对年龄和自己相仿的可称姓名。对投诉的患者,先要稳定其情绪,耐心倾听,如对患者造成不便应主动致歉,做好解释工作并积极协调解决问题。在接诊时使用"请"、"您"、"对不起"、"谢谢"等礼貌用语。与患者交流时还须注意声调不宜太高,目光平视伴以微笑,不可一边说话一边做其他事情,以免使对方感到被敷衍或不尊重。

6. 细致服务、人性关怀 门诊护士的服务应做到"五勤"(脑勤、眼勤、口勤、手勤、脚勤)、"四心"(爱心、热心、细心、耐心)、"三问"(问好、问病情、问需要)。服务应注重细节、关注需求,如主动倒水、协助母亲护理婴幼儿、为行动不便者提供轮椅、对年老体弱的患者主动搀扶,必要时全程陪同就医等,从细节中体现对患者的关怀,提升护理服务的内涵和水平,提高患者的满意度。

7. 健康教育、形式多样 随着人类健康需求的不断提高,健康保健知识的宣传已经成为护理工作中必不可少的一部分,门诊护士应抓住患者候诊就诊的时机,利用宣传电视片、手册、板报等形式向患者宣传科学的预防保健知识,注意抓住时机、表达清晰、通俗易懂。

 知识链接

运送患者的礼仪

在患者入院、接受检查或手术时,凡不能自行移动的患者均需要根据病情选择不同的运送工具,如平车、轮椅等。在运送过程中要注意以下礼仪:

1. 推车时,不可急躁,速度要慢,保持平稳,以免患者感觉不适和发生意外。

2. 身体与平车或轮椅保持一定距离,两臂把稳方向,抬头、挺胸收腹、躯干略前倾。

3. 使用平车时,患者的头部位于大轮子一端,小轮子位于前方,便于掌握方向,护士应站在靠近患者的头端一侧,随时观察患者病情;上坡时,患者头部应置于高位,体现细心关怀。

4. 轮椅进入电梯后应调整方向,避免患者面壁而坐。

5. 推行过程中要注意保持和患者的交流,面带微笑,不应沉默寡言。

二、急诊护理工作礼仪

急诊(emergency department)是接诊救治危急重患者的特殊场所,急诊患者的特点是起病急、病情重、变化快,易导致患者惊慌,从而对急诊科的护理工作提出了更高要求,一名合格的急诊护士,除了具备良好的身体素质、健康的心理素质和精湛的业务素质外,还需要培养良好的礼仪素质,表现为沉稳冷静、临危不乱、体贴关怀、急不失礼、忙不失仪。

知识链接

急诊患者的心理特征

1. **焦急、焦虑心理** 急症患者因起病急、病情重、躯体症状明显,再加上大多数患者对疾病缺乏了解,对病症后果无法预测,易产生焦急心理。

2. **紧张、恐惧心理** 急诊患者一方面缺乏足够的思想准备,另一方面对医院环境、抢救设备和各种操作技术陌生,故常表现出精神紧张、惊恐不安。

3. **暴躁易怒** 急诊患者由于病情急、危、重,自控能力下降,就诊时稍有不顺,就会产生怨言,甚至出现过激行为,表现为不与医护人员合作、自行拔除各种导管,或者大吵大闹等。

1. **稳重沉着、处置果断** 急诊工作具有紧急性和不稳定性的特点,急诊抢救的目的是在最短的时间里采取有效措施,为进一步治疗争取时间,在抢救现场应做到观察入微、反应敏捷、急而不慌。患者来时,护士应立即主动迎接,行动敏捷,切忌不紧不慢漠不关心。面对病情危重者要沉着冷静,马上通知医生,尽快询问情况,果断采取给氧、建立静脉通道等有效措施,充分体现护理人员处置问题的及时性、针对性和有效性,增强患者和家属对护理人员的信任。

2. **陈述利弊、稳定情绪** 急诊患者心理较为复杂,对医护人员的言谈举止非常敏感,急诊护士语言要把握分寸,语气要柔和礼貌,态度应真诚友善,举止有度,给予患者心理上的支持,在全力配合医生急救的同时,向患者及家属进行必要的解释和安慰,陈述利害,稳定患者及家属的情绪。对话要简练有针对性,突出重点,在处理棘手问题时要表现出沉稳冷静、果断有序。善于应用非语言交流技巧,如面部表情、目光接触、身体的姿势、必要的抚触等,护士迅速、敏捷、镇定、果断的表现能使患者和家属安心,情绪稳定,配合救治。

3. **给予理解、获得支持** 由于患者起病急、病情重,护送的家属一般在思想上没有准备,常常表现为焦虑、坐立不安、恐惧,急于想了解一切有关病情及抢救的情况,甚至想进急救室参与抢救。护士应理解患者家属,在抢救患者的同时,针对家属的情绪,给予必要的、适当的安慰和解释。对家属的过激言行,要冷静对待,充分理解,同时要注意随时向家属交待病情变化,使他们心理上有充分准备,从而获得家属对抢救工作的支持。

4. **急不失礼、忙不失仪** 急诊的抢救过程实际也是医护合作的过程,护理人员要沉着冷静、积极主动地配合抢救,做到急而不乱、忙中有序。脚步要轻快,表情应从容,物品取放有序,不要表现得手忙脚乱、毛毛躁躁、丢三落四,做到急不失礼、忙不失仪。

5. **团结协作、文明礼貌** 急诊救护工作涉及医疗、护理、检验、影像、收费、药房及行政等多方面,要求各科室人员要以救治患者为中心,护士应协助做好各科之间的协调工作;救治过程中护士应以大局为重,服从救护工作的安排,理解尊重,密切配合,全力以赴地投入工作。

6. **做好疏导、健康宣教** 急症患者在意识清楚的情况下,心理较复杂,承受压力较大。急诊护士要针对每个患者的具体情况做好心理疏导工作,用体贴、关心的语言缓解患者的紧张恐惧心理,减轻压力,同时进行健康教育,对病情变化、护理治疗过程及效果给予适当的解释和预报,帮助患者接受诊断、治疗、护理,增强战胜疾病的信心。

三、手术室护理工作礼仪

手术室（surgery）是医院中一个环境特殊的科室，护士细微的差错都有可能给患者造成伤害。因此，手术室护士必须严格要求自己，养成严谨、细致的工作作风，以最好的精神面貌、心理状态和工作态度，获得最优质的服务质量。

（一）手术前的工作礼仪

手术对躯体是一种创伤性的治疗手段，对患者心理会产生较严重的刺激，引起不同程度的心理问题。这要求护士不仅要协助医生进行手术治疗，而且要自觉地以文明礼貌的言行关心、尊重患者，尽可能减轻或消除患者因手术而引起的紧张、焦虑和恐惧的心理反应，确保手术的顺利进行。

1. 术前疏导礼仪　手术无论大小，焦虑和恐惧是术前普遍存在的心理反应，如担心手术是否存在危险、能否成功、预后如何等？这些都会影响到手术效果。为此，护士要在术前给患者做细致的疏导工作。

（1）亲切交谈、积极沟通：对预期手术，手术室护士要提前到病房，与患者沟通，了解患者的病史、病情。主动向患者介绍自己："您是××床××老师（先生、女士、大娘、大爷）吗？我是您手术时的配合护士，我叫×××，明天就要手术了，我来看看您！"要了解患者的社会背景、生活习惯、性格、爱好，了解患者对手术的认识和态度。通过交流，掌握患者的心理状态，对患者提出的问题给予耐心解答，给予患者鼓励与安慰。同时，要有针对性地帮助患者熟悉手术的各项准备和注意事项，让患者安心接受手术。

（2）讲究技巧、安抚疏导：护士与患者交谈应注意选择适宜的时间，交谈时间不宜过长，以不引起患者疲劳为宜；语言应通俗易懂，交谈内容精炼，避免使用"癌症"、"死亡"等影响患者情绪的语句，必要时与病房护士一起进行心理疏导，以达到让患者积极配合手术及术后的治疗与护理的目的。

知识链接

人际距离的四个层次

与患者沟通时，应保持适当的空间距离，美国心理学家爱德华·霍尔将人际距离分为四个层次：

1. 亲密距离　一般为0~0.45m，出现在亲密友好的人际关系中，护士如果因为工作需要进入此距离时，应向患者说明原因。

2. 个人距离　一般为0.45~1.2m，是友好交谈的距离，也是护患之间比较理想的距离。

3. 社会距离　一般为1.2~3.5m，主要是在公共场合或社交场合的交往距离。

4. 公共距离　一般为3.5m以上，这是公开演说时演说者与听众所保持的距离，不利于有效沟通。

2. 接手术患者的礼仪　手术前，患者由手术室的护士负责接到手术室。虽然接患者的过程很短，但它是病房护理工作向手术室护理工作过渡的重要阶段，需要手术室护士以和蔼亲切的语言、严谨可信的工作作风，使患者心理放松，获得安全感，配合手术。

（1）仔细核对、防止差错：手术前护士到病房接患者时，要用礼貌的语言仔细核对患者科室、床号、姓名、性别、年龄、诊断及手术等,防止接错患者造成医疗事故。例如胸外科,5床,李明华,女,58岁,教师,支气管肺癌,可以这样核对:"您是5床李明华老师吧,今天要给您做手术,知道吗?"、"您今年多大岁数,知不知道给您做什么手术?"同时,还要核实手术前准备工作是否完成。

(2)安慰鼓励、减轻压力:虽然手术前病房护士已为患者做了术前健康教育,手术室护士也做了心理疏导,但患者难免还是会紧张、焦虑,因此,手术室护士来到病房接患者时,要态度温和,语言亲切,首先道一声问候,如:"您好,昨晚休息得好吗?我来接您去手术室,手术时我会陪伴在您身边。"、"您的手术医生很有经验而且对患者又非常负责,您就放心好了。"护士的鼓励能使患者情绪平稳,勇敢面对手术。

(二)手术中的工作礼仪

患者在手术过程中处于高度应激状态,非常敏感,医护人员对待患者的态度、言谈和举止等都要遵守礼仪规范,容不得半点疏忽。

1. 礼待患者,视如亲人 护士对待每一位患者,无论贫富贵贱、地位高低、年龄长幼、亲疏远近等,均应一视同仁,视患者如亲人,始终以高度的责任心、细心地照顾手术患者。送患者进入手术间时,护士可以主动向患者介绍手术间的布局、设备,以消除患者对手术室的陌生感和恐惧感。进入手术间后,将患者安置在手术床上,注意遮盖和保暖;摆麻醉体位时动作轻柔,向患者介绍正确体位对手术、麻醉的作用以及减少并发症的意义。手术过程中,要细心观察患者的各种体态语言,如面部表情、肢体动作等。主动询问有无不适,多用亲切、鼓励性的语言,如"请放心,我就在您身边,可随时为您服务"等。手术将要结束时,患者进入麻醉苏醒期,护士用手抚摸患者面部,小声而亲切地呼唤患者的名字,轻声对患者说:"×××先生,您醒醒,手术做完了,您感觉怎么样?伤口疼吗?"

2. 举止从容,言谈谨慎 手术中,由于麻醉方式不同,患者心理反应也不同。局部麻醉时,患者处于清醒状态,对医务人员的表情、行为举止和器械的撞击声非常敏感。因此,医护人员语言要谨慎,举止从容、动作轻稳,避免讲容易造成患者误会的话,如"糟了"、"错了"等,不要显露出惊讶、可惜、无可奈何的表情,以免患者受到不良暗示,增加心理负担。

(三)手术后的工作礼仪

手术完毕,要密切观察病情,将患者安全送回病房,与病房护士做好交接工作,保证护理工作的连续性。

1. 耐心细致,告知及时 手术结束后,等候的家属和朋友会十分焦急地前来询问术中情况,护士要给予充分地理解,耐心地解释,及时告知手术情况及效果。另外,手术室护士在离开前应给予患者和家属一些嘱咐,告之术后的有关注意事项,鼓励患者及家属树立信心,战胜疾病,早日康复。

2. 认真交接,一丝不苟 患者被送回到病房后,手术室护士要全面详细地向病房护士介绍生命体征、目前用药、手术情况、注意事项等,做到交接及时、认真、全面、细致,以利于病房护士对手术患者病情的掌握,利于术后护理。

四、病区护理工作礼仪

病区(inpatient area)是患者在医院接受治疗的主要场所,患者面对陌生的环境、陌生的医护人员、复杂的检查项目以及各式各样的治疗护理措施,往往会产生迷惑与无助的感觉。在住院过程中,传统的护理技术服务已经不能满足患者的需求,他们希望得到更高层次的服务,护患之间需要建立一种相互理解、支持、尊重的信任关系,由此对护士服务的水平和质量有了更高的要求。在病区护理工作礼仪方面,护士要掌握患者入院、住院期间和出院等基本工作礼仪,同时,针对不同病区患者的特点,在护理工作中做好个性化服务工作。

(一) 基本礼仪

1. 入院接待礼仪

(1) 迎接礼仪:当患者来到病区时,护士应放下手中的工作,面带微笑着起身迎接,并主动自我介绍:"您好,我是护士×××,请问您需要帮助吗?"仔细询问情况后马上协助办理入院手续,切忌无人搭理患者。在场的其他护士也应目视患者,点头微笑,表示欢迎。

(2) 介绍礼仪:接待护士带患者入病房后,应主动介绍:"这是您的床位,您的治疗医生是×××,责任护士是×××,医生马上来看您,为您检查,请稍等片刻。"责任护士接到通知,应立即带着必备的用物如血压计、体温计、入院介绍资料等来到病床前,与患者打招呼:"您好,我是您的责任护士,我叫×××,您叫我小×就行了,有什么需要可以随时找我,我会尽力帮助您的。您的治疗医生是×××,他有多年治疗这病的经验,人又很负责任,希望您能积极配合治疗,安心养病,我们会尽力让您早日康复的。"然后,给患者测量生命体征,进行首次护理评估,做好记录。此外,需要给患者介绍病区环境、呼叫器的使用方法、住院的有关制度等,在交谈中要注意询问和观察患者的需求和亟待解决的问题。介绍时注意语气和措辞,尽可能用"为了您的健康,请您……"、"谢谢合作"等文明、客气的语句,避免使用"必须……"、"不准……"等命令式的祈使句。

 知识链接

命令的技巧

在护理人际沟通中,命令就是护士要求患者按照医嘱接受治疗护理,或是由于病情需要要求患者遵守某些规定,虽然命令的内容有权威性,但护士下达命令的方式应该讲究技巧:

1. 态度和蔼 护士下达命令时,态度不能过于严厉,应该是温和的,态度要和蔼、语气要亲切、面带微笑,让患者感受到护士友善可亲。

2. 使用礼貌语言 护士下达命令应使用"请"、"麻烦您"一类的语言,使患者感受到护士对其人格的尊重。

3. 让患者明白命令内容的重要性 患者有时不明白命令的重要性而不愿执行,护士要解释清楚,使患者明白这样做的目的和意义,自觉配合执行命令。

2. 住院期间的护理礼仪 在患者住院过程中,护士要做到:

(1) 举止端庄、轻巧敏捷:护士在工作中的站、坐、行应端庄稳重,各种操作规范准确,如推车平稳,开门关门轻,操作动作熟练、轻稳、规范、有条不紊。

(2) 尊重患者、相互理解:入院后,患者有一个适应新环境的过程,希望得到医护人员的认可、尊重和重视。护士首先要做到一视同仁,不可有偏见或轻视冷落;其次要尊重患者,注意保护患者的隐私,不取笑挖苦患者。在护理和治疗前有礼貌地问候或称呼患者、在与患者交谈时应注视患者、主动给患者倒一杯水或搀扶患者等,会使患者产生一种亲近和感激之情,获得患者的信任。

(3) 快捷及时、安全周到:护士在临床工作中,尤其是遇到患者病情突变时,应思维敏捷,

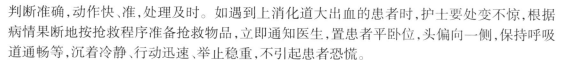

判断准确,动作快、准,处理及时。如遇到上消化道大出血的患者时,护士要处变不惊,根据病情果断地按抢救程序准备抢救物品,立即通知医生,置患者平卧位,头偏向一侧,保持呼吸道通畅等,沉着冷静、行动迅速、举止稳重,不引起患者恐慌。

(4)知识丰富、技术娴熟:作为一名合格的护士,要不断钻研业务,努力学习广博的科学知识,熟练掌握操作技能,掌握现代护理新理论、新技术,才能赢得患者的信任,更好地为患者服务。

(5)坚持原则、满足需要:住院期间,每位患者都会有不同的需求,护士应在把握原则的基础上,尽量给予满足。例如:患者住院后,想要了解自己的病情、治疗情况、预后情况等,如果不能得到满足,就会产生焦虑和不安,不利于治疗与康复。因此,责任护士应给予恰当的解释,满足患者知情权的需要。

3. 出院的护理礼仪

(1)出院前的祝贺:患者即将出院时,应真诚地对患者的康复表示祝贺:"×××先生,祝贺您康复出院！您的气色非常好,真为您高兴！"感谢患者在住院期间对医护工作的理解、支持和配合,表达对患者一如既往的关怀之情,随时都会为患者提供力所能及的帮助等。

(2)出院时的指导:患者出院时,责任护士应对每位患者做好耐心、细致的出院指导。指导和帮助患者办理出院手续,告知疾病的治疗情况,介绍出院后如何调整心态、如何服药、调整饮食和休息以及确认复查时间等,使患者更好地适应出院后的生活。

(3)送别时的礼节:患者办理好出院的所有手续后,责任护士可以协助患者整理个人用物,必要时将患者送到门口、电梯口或车上,与患者礼貌道别。

(二)各病区工作礼仪

病区护理礼仪由于所属科室的特点不同,礼仪要求也有其各自的特点。

1. 内科护理工作礼仪　内科护理工作特点:内科疾病病种多,病因较复杂,有些疾病至今尚不能完全治愈,还有一些疾病如心脏病、糖尿病、血液病等,病程长、疗效不显著,有迁延性和反复性。内科治疗用药复杂,护理工作较繁重。内科患者具有以下特征:住院时间相对较长,心理问题比较多;中老年患者多;反复住院患者较多。

(1)理解患者、真诚相待:患者对护士的信任程度取决于护士对患者的理解程度,护士理解患者越深入,越容易建立良好的护患关系,特别是对于患慢性病、反复长期住院治疗的患者显得更为重要。护士只有经常换位思考,"假如我是一个患者",从患者的角度了解他们的痛苦,理解他们的需求,才能更耐心、细致、主动地服务患者、帮助患者。即使遇到患者的指责或不理解、不配合,也不能与患者发生冲突。只有真正地理解患者,才能在医疗护理工作中,做到不论患者职位高低、病情轻重、亲疏远近、态度好坏都一视同仁、真诚对待,建立感情融洽、相互支持的护患关系。

(2)稳定情绪、增强信心:由于内科疾病的特点,患者往往容易出现急躁、焦虑、愤怒或悲观、失望等不良情绪。不良情绪不仅会影响健康的恢复,作为一种压力源还会导致身心疾病。因此,在护理工作中,要根据患者的情绪状态,有针对性地做好解释安慰的心理疏导工作;创造幽雅、舒适的环境和治疗条件;同时根据慢性病患者空闲时间多的特点,组织必要的活动,如欣赏音乐、绘画、看电视、听广播、病友分享等,充实病房生活,转移患者的注意力。此外,要善于观察患者病情的微小变化,多关心鼓励,增强患者战胜疾病的信心。

(3)尊重老年患者:在内科患者群中,老年患者占据一定比例。老年人的心理特点表现为对病情悲观,存在无价值感和孤独感;情感幼稚;要求被重视、被尊敬。因此,工作中注意对老年患者要给予特别的尊重。例如:对他们的称呼要有尊敬之意,与患者谈话要有耐心,注意倾听,回答询问要慢、声音要大些;老年患者一般盼望亲人来访,护理人员要有意识地约家人多来看望,带些老人喜欢吃的东西;对丧偶或无子女的老人,护士要加倍关心,格外尊重;老年人生活方式刻板,看问题有时固执,在不违反治疗护理原则的情况下,尽量照顾他们的习惯,使他们有一个良好的心态接受治疗和护理。

(4) 细心观察、及时护理:内科疾病病因复杂,病情变化也非常微妙,有些疾病表面看上去很平静,但随时都可能发生突变,甚至危及生命。因此,护理人员要有高度的责任感、广泛而扎实的理论知识、丰富的临床经验和敏锐的观察能力。经常深入到患者中有目的地利用各种感官全面观察患者,从病症到体征、从躯体到心理以及治疗后的反应等,及时发现问题,进行有针对性的处理,保障患者安全。

(5) 做好教育、鼓励参与:对患有慢性疾病的患者,除提供相关治疗和护理外,要积极做好健康教育工作。向患者介绍疾病发生的原因、目前治疗的方法,以及用药、饮食、锻炼等方面需要注意的问题,教会患者如何自我检查病情;鼓励患者参与治疗护理的讨论和方案制定等。这样不但体现对患者人格的尊重、权利的维护,而且还能充分调动患者的积极性,增强患者的信心,融洽护患关系,提高护理工作质量。

2. 外科护理工作礼仪 外科护理工作特点:外科的专业性强,手术是治疗外科疾病的主要方法,是具有创伤性的治疗手段,无论手术大小,都会给患者的身心带来不同程度的影响。外科护士的服务对象可分为两部分:一部分是择期手术治疗的患者,另一部分是创伤性急症患者。后者病情急、变化快、病情观察难度要求高,护理中要求观察病情及时、准确、细心,判断迅速,连续性及预见性强。此外,外科基础护理的难度和特殊性决定了护理工作的量大繁重。因而外科护理难度大和要求高,要求护士责任心强,技术全面。

(1) 术前教育、科学引导:恐惧和焦虑是手术前患者普遍存在的心理问题,如幼儿害怕手术引起疼痛,青壮年对手术安全性、并发症及术后康复问题担心等。护士应根据患者的不同情况,进行科学合理的术前教育,增加患者的信心和安全感。如鼓励患者倾诉自己的担心,向患者介绍一些手术治愈的实例,进行心理辅导;以适当的方式介绍术前、术后的护理方案及其目的、意义;介绍手术医生和护士的工作情况,树立医护人员的威信等。

(2) 术后支持、及时告知:手术后的患者,尤其是大手术后的患者,一旦从麻醉中醒来,便渴望知道自己疾病的真实情况和手术效果。因此,当患者回到病房或从麻醉中醒来后,医护人员应以亲切和善的语言给予必要的告知。即使手术效果不理想,患者病情较重,护理人员也要给患者支持和鼓励,劝慰家属克制情绪,多做患者的思想工作,使患者配合治疗和护理,以获得最佳的治疗效果。

(3) 了解需要、给予满足:人有多种需要,包括生理、心理、精神和文化等,当个体需要得到满足时,就处于一种平衡状态,反之,个体则可能陷入紧张、焦虑、愤怒等负面情绪中。术后患者由于手术创伤、疼痛和治疗的限制,导致患者自理能力下降或缺失,许多需要不能自行满足。这就需要护士加强病房巡视,注意观察患者的情绪变化,多与患者沟通与交流,及时发现患者的需求和存在问题,如睡眠、饮食、排泄、伤口疼痛、肢体活动等,积极主动地为患者解决困难。

(4) 鼓励患者、给予关爱:有的外科手术可以达到比较理想的效果,恢复健康;但也有一部分患者手术后效果不好或预后不良,甚至带来部分生理功能缺陷和肢体残缺,如胃大部分切除、直肠癌术后人造肛门、截肢、乳腺癌切除乳房等,给患者带来巨大的打击,使其产生自

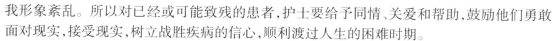

我形象紊乱。所以对已经或可能致残的患者,护士要给予同情、关爱和帮助,鼓励他们勇敢面对现实,接受现实,树立战胜疾病的信心,顺利渡过人生的困难时期。

（5）科学解释、正确指导:手术后的患者常出现一些不适症状,如疼痛、腹胀、排尿困难等,要礼貌、科学地给患者及家属讲清道理,争取得到患者及家属的理解和配合,让患者认识到术后的恢复需要一个过程,以增强患者的信心。患者术后适当的活动对患者的康复是很重要的,护士应给予正确的指导,如鼓励并教会肺部手术后的患者有效地咳痰以保持呼吸道通畅,腹部手术后患者适当活动以促进肠蠕动恢复等。

3. 妇产科护理工作礼仪　妇产科护理工作特点:妇产科主要包括妇科和产科。妇科住院患者多为需要手术治疗的患者,如子宫切除术、卵巢囊肿切除术等,具有外科工作的特点。产科主要涉及正常或异常妊娠分娩,患者以青年人为主。妇产科都是女性患者,女性患者具有对周围事物感知敏锐,反应强烈,情绪不稳定等特点。

（1）营造氛围、环境舒适:美好舒适的环境有助于稳定患者情绪,使患者保持良好的精神状态,对缓解患者紧张和焦虑的心理起到直接或间接的作用。如设立母婴同室的家庭式病房,室内布置突出家庭氛围,通过灯光、壁画和摆饰等营造舒适温馨的环境;有条件的病室,可以播放一些轻松愉快的音乐;病室要保持安静,经常通风;周围环境及床上物品避免单调的白色。

（2）细心观察、因势利导:患者的心理比较复杂,会因病情不同而有区别,在工作中护士要深入到患者中,细心观察患者的心理反应,给予相应的疏导。如患有子宫或卵巢肿瘤需要手术切除的患者,大都表现为情绪消沉、顾虑重重,精神压力大,未婚青年考虑术后影响婚姻、生育,已婚已育女性虽无再生育要求,但会担心术后影响夫妻生活。针对这些患者,应鼓励患者正视现实,鼓起生活勇气,今后的人生路还很长,使她们认识到治疗疾病是当务之急,身体恢复健康是家庭和事业的根本。同时,动员家属做好患者的思想工作,充分发挥其主观能动性,配合医护人员积极治疗和护理,从而恢复健康。

（3）尊重患者、防止伤害:未婚先孕的女性担心受到歧视,精神苦恼,有自卑心理,非常希望得到医护人员的同情和理解,不使隐私外露。作为医护人员要理解患者的心理,尊重患者意愿,给予平等对待,以极大的同情心和责任感关心她们。不能随便议论患者的个人隐私,态度上不能歧视,更不能使用伤害性语言对患者讽刺、挖苦、指责和训斥。未婚先孕者更需要护士的帮助,使她们感到人间的温暖。对患者进行正确教育,使她们树立起正确的人生观、价值观,要自尊、自重、自爱。

（4）宣传科学、破除旧俗:通过健康教育,使患者和家属相信科学,正确对待有关产后的各种传统习俗。宣传产后营养的重要性,对患者的饮食进行科学指导;教育产妇注意个人卫生,可用温水刷牙、洗澡,注意室内通风;指导其进行适当的活动和锻炼,以利于产后子宫恢复;大力宣传母乳喂养的优点。

4. 儿科护理工作礼仪　儿科护理工作特点:儿科接收的患者主要是从新生儿到 14 岁年龄段的孩子。特点是年龄小,生活自理差,活泼好动,情感表现直接单纯,注意力易转移,缺乏自控力。病儿住院后,离开熟悉的环境和妈妈,又要面对治疗和护理,会出现一系列的心理反应。

（1）细心呵护、真心关爱:孩子离开母亲来到医院这个陌生的环境,焦虑、恐惧、不安全感笼罩着孩子幼小的心灵,作为儿科护士要有慈母之心,关心、爱护、体贴每一个患儿,把他们当成自己的孩子看待。如对他们轻拍、抚摸和搂抱,使病儿的"皮肤饥渴"得到满足,心理上得到安慰,促进神经系统的发育和免疫功能的提高,产生如在母亲怀中的安全感。

(2) 色彩明亮、环境温馨:在护理工作中,不能忽视环境对病儿的影响,如墙壁、病床上被服和医护人员衣帽的白色,在某种程度上会增加病儿对医院的恐惧感。因此,要创造适合病儿的温馨环境,满足其心理需要。如将白色墙壁换成浅彩色,或在墙壁上绘制彩色图案、卡通人物等;有条件的病房或诊疗室可摆放一些儿童喜爱的装饰物和玩具、图片、儿童读物等;病房中可以经常播放儿童音乐,这样的环境给病儿一种亲切感,可以减少或消除病儿对医院的恐惧,安心住院治疗。

(3) 理解患儿、尊重人格:患儿也有丰富的情感,也需要成人的理解和尊重。因此工作中护士要以礼相待,尊重他们的人格。如病儿尿床,要理解病儿的羞愧心理,为患儿保守秘密,使患儿心理自然放松,减轻精神紧张,不要训斥、恫吓或挖苦;分析尿床的原因,做好心理疏导,同时在护理中注意夜间及时唤醒患儿,培养夜里定时排尿的习惯。此外,避免使用命令式语句,决不能在患儿面前处处表现出权威、指挥的态度。

(4) 细心观察、注重沟通:不同年龄的儿童性格差异很大,对疾病感受的语言表达能力也不同。因此,护士在工作中要多接触患儿,一方面通过语言来了解患儿反应,另一方面还要细心观察非语言行为(表情、眼神、体态),仔细体会和理解其所表达的信息,如婴儿的不同哭声代表了不同主诉,饥饿时哭声婉转、表情平和,疼痛或不适时,哭声急、声音大且表情痛苦。

各部门护理工作礼仪是礼仪在不同部门、不同岗位的具体应用与实践,无论在任何岗位上,都要有一颗真诚服务的心,把患者的痛苦和需求时刻放在心上,这才是服务的真谛,是礼仪的本质,否则,礼仪就失去了它的意义。每一位同学要通过学习和实践礼仪,提升个人的综合素质,提升护士的整体形象,赢得患者和社会的尊重。

课 后 任 务

产妇王某,45 岁,高龄初产妇,需要做剖宫产术。术前用药、皮肤准备、插留置导尿管、心理护理等准备工作已经完成。这时,手术室护士小红来接患者,病房护士小丽与小红一起来到病房,小红把平车推到病床一侧,用身体抵住推车说:"家属帮着她上车吧。"随后与小丽说笑着,患者和家属看看护士,产妇就自己慢慢地拖着沉重的身体在家属的帮扶下带着尿管爬到了推车上,此时产妇眼里含着泪水。

基础任务

请分析产妇为什么哭了。

提高任务

你认为小红和小丽的行为符合职业规范吗,存在哪些问题?

拓展任务

请按护士职业礼仪规范,分析护士小张和小丽该怎样做。

(谭立波)

任务七　护理操作礼仪

 学习目标

1. 具有基本的护理操作礼仪素质和良好的职业形象。
2. 了解常用护理操作礼仪规范。
3. 熟悉护理操作的礼仪要求。
4. 初步学会将护理操作礼仪要求运用到实际操作中。

本节学习的重点是护理操作礼仪要求;难点是将护理操作的礼仪要求应用于实际操作中;通过本节学习,希望同学们在今后的学习和工作中,将护理礼仪贯穿在护理操作中,反复实践,逐步学会应用护理操作礼仪规范,不断提高自身职业素养。

【课前准备】

护理操作是护理工作的重要内容,它贯穿于护士日常工作的始终;护理礼仪是护士向患者提供服务时应严格遵守的行为规范;将护理礼仪融入到各项护理操作中,为患者提供全程优质护理服务,对优化护士整体形象、提高护士职业素养具有重要意义和作用。

复习护士仪表礼仪、行为礼仪、言谈礼仪及病区护理工作礼仪的相关知识,学习护理操作礼仪的要求,明确任务及活动要求,做好相关物品准备;按要求预先开展相关活动,记录活动的过程,汇总需要解决的问题,做好展示交流的准备。

活　动　一

 工作情景与任务

导入情景:

张某,女,45岁,高中文化。患者因晨起在公园晨练淋雨后突然出现畏寒、发热、咳嗽、咳铁锈色痰液伴胸痛1天,门诊以肺炎收入院。入院后医护人员给予其相应的治疗和护理。

工作任务:

请小欣为患者测量生命体征中的体温、脉搏和呼吸。

知识链接

生命体征的概念和正常范围

生命体征(vital signs)是体温、脉搏、呼吸和血压的总称。医护人员通过对生命体征的监测,可以了解患者疾病发生、发展及转归的情况,进而为疾病的预防、治疗和护理提供依据。

生命体征的正常范围:腋下温度:36.0~37.0℃;脉率:60~100 次 / 分;呼吸频率:16~20 次 / 分;血压:收缩压 90~140mmHg,舒张压 60~90mmHg。

【描述】

请同学们认真观察护士在为患者做操作时的图片(图 7-1~ 图 7-7),讨论、分析图片中护士的仪容、服饰、行为是否符合护士职业礼仪要求,如果有不恰当的地方,请指出并演示正确的做法。

【分析】

护士在为患者进行护理操作时应按医院要求着装:穿护士服、戴燕尾帽、穿护士鞋。按照护士职业礼仪要求应做到:头发前不遮眉,后不触领,指甲剪短,不佩戴首饰,表情自然,态度诚恳,举止端庄,动作规范,技术娴熟,关爱患者等。

【物品准备】

治疗车、医嘱执行单、治疗盘、体温表、笔、纸、消毒洗手液、手表。

【步骤】

1. 观察分析　请同学们 4~5 人一组,认真观察护士在为患者做操作时的图片,讨论分析图片中护士的仪容、服饰、举止是否符合护士的职业礼仪要求。

2. 改进提高　通过讨论分析,找出护士存在的礼仪问题,并提出改进方案。

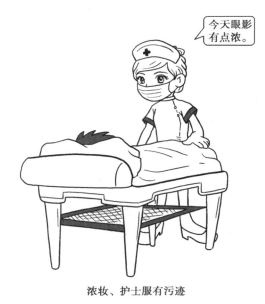

图 7-1　仪容与服饰

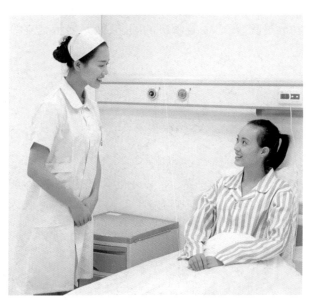

图 7-2　仪容与举止 - 交流距离

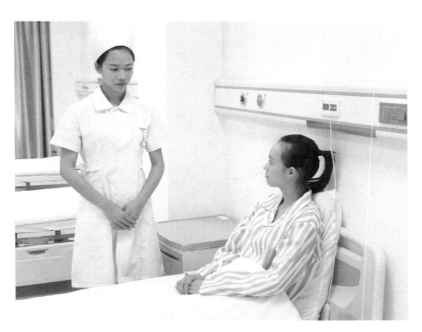

图 7-3 仪容与举止 - 面部表情

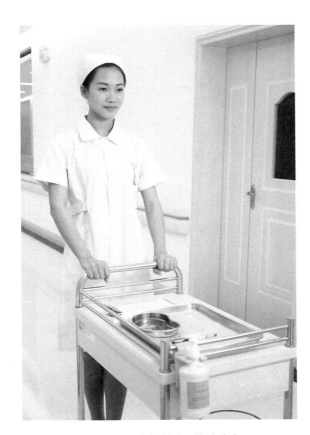

图 7-4 仪容与举止 - 推治疗车

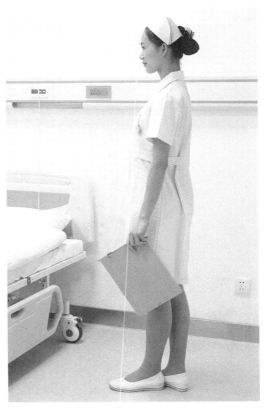

图 7-5 服饰与举止 - 持病历夹

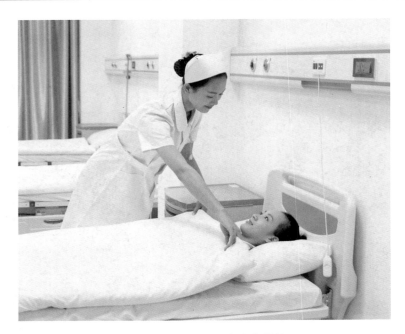

图 7-6　仪容与举止 - 为患者盖被子

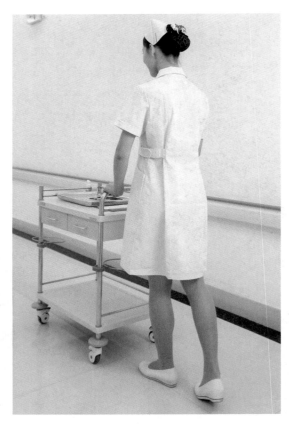

图 7-7　服饰与举止 - 推治疗车

3. 汇报交流　将学习结果进行汇报交流,复习正确的礼仪规范。
4. 评价反馈　请老师和其他同学评价学习效果。

【时间】

10 分钟

【评价】

学习评价表

评价项目	评价内容	小组评价	教师评价
学习态度	课前复习相关知识,物品准备齐全	好 中等 需努力	好 中等 需努力
	汇报交流积极,相互指导,共同协作	好 中等 需努力	好 中等 需努力
	虚心接受批评指正,及时改正	好 中等 需努力	好 中等 需努力
礼仪形象	职业着装规范(衣服、帽子、鞋袜、配饰)	好 中等 需努力	好 中等 需努力
	表情自然,笑容真诚,目光亲切	好 中等 需努力	好 中等 需努力
	基本姿态大方规范:站、坐、行	好 中等 需努力	好 中等 需努力
礼仪技能	能够辨别护士仪容、服饰、举止礼仪的正误	好 中等 需努力	好 中等 需努力
	能够按要求着职业装	好 中等 需努力	好 中等 需努力
	能正确持病历夹、推治疗车	好 中等 需努力	好 中等 需努力
	会运用交流技巧和体态语言	好 中等 需努力	好 中等 需努力
综合质量	学习态度端正、在汇报交流时符合护士礼仪形象、体现护士礼仪修养	好 中等 需努力	好 中等 需努力
综合评价			
努力方向			

活 动 二

【描述】

请各组以角色扮演的形式扮演小欣为患者测量体温、脉搏和呼吸,并将操作礼仪融入到整个过程中。要求同学们认真观看小欣的操作过程并记录小欣在整个操作过程中存在的礼仪问题。

【分析】

护士在给患者进行护理操作前,应按要求着装:穿护士服、戴燕尾帽、穿护士鞋;头发前不遮眉,后不触领;指甲剪短;不佩戴首饰;所用物品准备齐全,评估患者并向患者介绍此次操作名称、操作目的等,以便取得患者的配合;护士在给患者进行护理操作时应技术娴熟,动作轻稳,如需要患者配合,应适时指导,对待患者的态度应和蔼可亲,表情自然,通过体态语来表达对患者的关怀;在护理操作完毕后应对患者的配合表示诚挚的谢意,同时交代注意事项等。

【物品准备】

治疗车,医嘱执行单、治疗盘、体温表、笔、消毒洗手液、手表。

【步骤】

1. 角色扮演　请同学们 4~5 人一组,角色扮演小欣为患者测量体温、脉搏和呼吸。并将操作礼仪融入其中。

2. 讨论分析　集体讨论分析小欣在整个操作过程中存在的礼仪问题并给出改进方法。

3. 汇报交流　将改进完善的操作进行汇报交流。

4. 评价反馈　请老师和其他同学评价学习效果。

【时间】

35 分钟

【评价】

学习评价表

评价项目	评价内容	小组评价	教师评价
学习态度	课前学习护理操作礼仪要求和生命体征测量的操作礼仪规范	好　中等　需努力	好　中等　需努力
	汇报交流积极,相互指导,共同协作	好　中等　需努力	好　中等　需努力
	虚心接受批评指正,及时改正	好　中等　需努力	好　中等　需努力
礼仪形象	职业着装规范(衣服、帽子、鞋袜、配饰)	好　中等　需努力	好　中等　需努力
	表情自然,笑容真诚,目光亲切	好　中等　需努力	好　中等　需努力
	基本姿态大方规范:站、坐、行	好　中等　需努力	好　中等　需努力
	护理操作举止端庄,动作规范	好　中等　需努力	好　中等　需努力
礼仪技能	能够按要求着职业装	好　中等　需努力	好　中等　需努力
	能正确推治疗车	好　中等　需努力	好　中等　需努力
	操作前解释清晰明确	好　中等　需努力	好　中等　需努力
	操作中技术娴熟,动作规范,适时指导	好　中等　需努力	好　中等　需努力
	操作后致谢并嘱咐患者	好　中等　需努力	好　中等　需努力
	会运用交流技巧和体态语言	好　中等　需努力	好　中等　需努力
职业情感	精神饱满,态度诚恳	好　中等　需努力	好　中等　需努力
	耐心细致,关爱患者	好　中等　需努力	好　中等　需努力
	面带微笑,语气温和	好　中等　需努力	好　中等　需努力
综合质量	学习态度端正,在汇报交流时具有职业情感、符合护士礼仪形象、体现护士礼仪修养	好　中等　需努力	好　中等　需努力
综合评价			
努力方向			

相 关 知 识

护士在进行各项护理操作(nursing operation)时,应将护理礼仪融入到整个护理操作

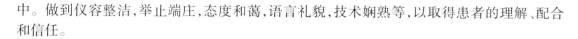

中。做到仪容整洁,举止端庄,态度和蔼,语言礼貌,技术娴熟等,以取得患者的理解、配合和信任。

一、操作前的礼仪

(一)仪表端庄,举止得体

护士在给患者进行护理操作前,应注意保持仪容整洁、衣帽端正;做到举手有礼、落座有姿、站有站相、行走有态;保持动作敏捷、步履轻快;推治疗车、持治疗盘等动作符合礼仪规范;走进病房应亲切礼貌地向患者打招呼、问好后,再开始操作前的各项准备工作。

(二)文明礼貌,解释合理

护士在给患者进行护理操作前,要向患者介绍此次操作名称、操作目的、操作方法,在操作过程中可能引起的不适和患者需要配合的方法等,让患者做好身心准备。护士在介绍时,注意语言的礼貌性、通俗性、准确性,善于使用体态语言,注意运用微笑、抚触等非语言行为来表达对患者的关心、支持与爱护。

二、操作中的礼仪

(一)态度和蔼,真诚关怀

护士在操作过程中对待患者的态度应和蔼可亲,表情自然,也可通过体态语言来表达对患者的关怀。在操作过程中注意与患者沟通,了解患者的感受,给予患者安慰与鼓励,消除患者对操作治疗的恐惧,取得患者的理解和合作。

(二)操作娴熟,指导适时

护士在操作过程中要技术娴熟,动作轻稳,如需要患者配合,应适时指导,及时肯定其配合,并不时地用安慰性语言转移患者注意力,以减轻患者痛苦,降低操作难度,提高工作效率,增进护患感情。

(三)诚实守信,平等尊重

护士在操作过程中,对于患者提出的某些特殊需要,应根据医院实际状况,为其提供帮助,如果不能满足,应及时反馈,做到诚实守信。要平等对待每一位患者,不可因疾病歧视或训斥患者,更不能因社会地位、经济条件、个人好恶、志趣爱好等对患者有亲疏之分或厚此薄彼。为患者隐私部位操作时,应加以遮挡,未经患者同意,不得围观,保护患者隐私权。

(四)移情换位,果断敏锐

护士在操作过程中,无论何种原因导致操作挫败,都应礼貌地道歉,对于患者过激的语言和行为,应移情换位,给予谅解,同时主动沟通加以排解;对于急、危、重患者,应做到从容冷静,果断敏锐,有条不紊、忙而不乱。

(五)严格自律,恪守慎独

护士在操作过程中,对于意识障碍患者,必须恪守慎独修养,严格执行医嘱。不因意识障碍患者失去知觉而怠慢。应将意识障碍患者看作认知功能正常、有思想、有感情、有喜怒哀乐的生命体,在整个治疗护理过程中,对意识障碍患者实行全方位、多层次、全程沟通,不放弃唤醒其意识的努力;更换被服、衣物、翻身时,应尽量减少暴露,保证意识障碍患者接受到温暖而亲切的护理,使其处于体贴、关怀、慰藉之中。

知识链接

慎 独

所谓"慎独",是指一个人在独处的时候,即使没有人监督,也能严格要求自己,自觉遵守道德准则,不做任何有违道德信念之事。

慎独,语出《中庸》:"道也者,不可须臾离也;可离非道也。是故君子戒慎乎其所不睹,恐惧乎其所不闻。莫见乎隐,莫显乎微,故君子慎其独也。"

三、操作后的礼仪

(一) 尊重患者,诚恳致谢

护士在护理操作完毕后,应再次核对,并对患者的配合表示诚挚的谢意,感谢患者的支持、理解和尊重。同时告知患者,其配合对自身健康恢复也具有重要意义。

(二) 真诚安慰,亲切嘱咐

护士在护理操作完毕后,要根据病情给予患者安慰和嘱咐。安慰是对操作中给患者造成的不适和顾虑给予安抚和解释;嘱咐是指操作后询问患者感受,了解相关情况,交代注意事项等。

四、常用护理操作礼仪规范

在现代整体护理工作中,将护理礼仪融入到各项护理操作中,是提高护理服务质量的必要条件,高质量的护理服务需要高素质的护士,高素质的护士是医院实行优质护理的重要保证。要成为具备知识、技能和礼仪修养的高素质护士,需不断学习,反复实践。下面介绍一些常用护理操作礼仪范例,供学习时参考。

(一) 入院指导

 工作情景导入

张某,女,45 岁,高中文化。患者因晨起在公园晨练淋雨后突然出现畏寒、发热、咳嗽、咳铁锈色痰液伴胸痛 1 天,门诊以肺炎收入院。

请小欣为患者做自我介绍和环境介绍。

 知识链接

入院护理的目的和主要内容

入院护理(admission nursing)目的是协助患者熟悉医院环境,使患者适应医院生活,消除紧张、焦虑等不良情绪;满足患者各种合理需求,以调动患者配合治疗的积极性;做好入院评估,制定护理计划,尽早给患者实施治疗和护理。

入院护理的主要内容:

1. 准备床单位,迎接新患者。

2. 通知医生接诊,协助医生为患者体检、治疗。

3. 介绍相关人员、病区环境和有关规章制度等。

4. 入院护理评估,为制定护理计划提供依据。

5. 实施治疗和护理。

1. 操作前场景模拟

小欣:"阿姨您好,能告诉我您的姓名吗?"(面带微笑,语言亲切)

张阿姨:"我叫张某。"

小欣:"张阿姨您好,我可以看一下您的住院条吗?"

小欣:"好的,张阿姨,我是您的责任护士小欣,我来扶您到您的房间。"(双手接过住院条,轻扶患者至床旁)

2. 操作中场景模拟

小欣:"张阿姨,您现在还好吗?我可以为您介绍一下病房环境吗?"

张阿姨:"可以。"

小欣:"这个是呼叫器,如果您需要帮助的话请按这个按钮。床头柜里可以放些您自己所需要的物品,比如洗漱用具,但是不要放贵重的物品。"(拿起呼叫器,为患者展示操作方法)

张阿姨:"好的。"(接过呼叫器,学习使用方法)

小欣:"张阿姨,我扶您熟悉一下病区环境:卫生间在您的左手边,这里是开水房,您可以在这里打开水,您一定要注意安全,如果您身体不舒服,可以找我和其他护士帮您。这里是浴室,24 小时有热水可以使用。"(搀扶患者,边介绍边示意每个地点的位置)

张阿姨:"谢谢,你能告诉我探视时间吗?"

小欣:"探视时间是每天下午 3 点到 5 点。"

张阿姨:"好的,我明白了。"

3. 操作后场景模拟

小欣:"张阿姨,您还有其他需要吗?"(帮助患者取舒适体位,语言亲切,体现对患者的关心)

张阿姨:"我现在感觉全身发热,有些不舒服。"

小欣:"张阿姨您不用担心,我现在就去通知医生来看您,您先稍事休息好吗?呼叫器放在您的枕旁,如果您有其他需要,可以按呼叫器叫我,我也会随时来看您的。"(为患者盖被子)

张阿姨:"好的,谢谢你。"

小欣:"不用谢。"(离开病房,脚步轻盈,轻轻关闭房门)

 知识链接

入院护理流程

项目	操作要点
操作前准备	1. 评估患者　入院原因、病情、用药情况、过敏史、意识状态及合作程度等。 2. 用物准备　病历、护理评估单、笔等。
操作过程	1. 核对解释。核对患者姓名、床号,向患者介绍入院流程。

续表

项目	操作要点
操作过程	2. 入院护理 (1) 备物：准备床单位(备用床改为暂空床)，根据病情准备急救药品和物品。 (2) 通知：通知医师接诊。 (3) 介绍：自我介绍，介绍主管医生、护士长等工作人员，介绍病区规章制度、环境等，妥善安置患者于病床。见图7-8。 (4) 评估：完成入院护理评估和指导。 (5) 填写：填写入院相关资料。 (6) 实施：遵医嘱实施治疗和护理。
操作后	1. 洗手。 2. 整理用物。

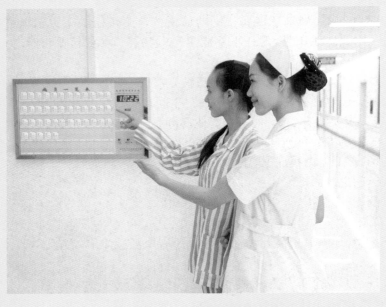

图 7-8　介绍医院环境

(二) 生命体征测量

 工作情景导入

　　张某，女，45岁，高中文化。患者因晨起在公园晨练淋雨后突然出现畏寒、发热、咳嗽、咳铁锈色痰液伴胸痛1天，门诊以肺炎收入院。入院后医护人员给予其相应的治疗和护理。

　　请小欣为患者测量体温、脉搏、呼吸和血压。

　　1. 操作前场景模拟

　　小欣："张阿姨，您好。我是您的责任护士，我叫小欣，您可以喊我小欣。"(面带微笑，走进病房)

张阿姨："你好,小欣。"

小欣："嗯,前两天您被雨淋了,之后发烧、咳嗽,对吗?"

张阿姨："是的。"

小欣："我给您测一下体温、脉搏、呼吸、血压,还请您配合。"

张阿姨："好的。"

小欣："您现在感觉如何?"

张阿姨："没有力气,不想活动,有些头疼。"

小欣："好的,那我先给您测量一下体温,好吗?"(小欣目光亲切地看着患者)

张阿姨："好。"(从小欣手中接过体温计)

2. 操作中场景模拟

小欣："请您把衣扣解开,我帮您把体温计放于左腋窝下。"(身体前倾,关切地看着张阿姨)

张阿姨："我自己来就好。"

小欣："那您把体温计放于左边腋窝夹紧,像我这样前臂过胸(小欣面带微笑,示范前臂过胸动作),您需要测量 10 分钟,不过您不用担心,我会记录时间的。"

张阿姨："好的。"(模仿小欣动作)

小欣："请您夹好体温计,现在我为您测脉搏,请您把右手伸给我,好吗?"

张阿姨："好的。"(张阿姨边说边把手伸出来)

小欣："请您暂时不要说话,这样测的脉搏才会准确。"(一边看表一边测量脉搏)

(备注:测量脉搏后,护士仍然保持测量脉搏的动作,在不告知患者测量呼吸的前提下,为患者监测胸廓起伏的次数,以避免患者的主观意识影响测量呼吸的准确性)

张阿姨："好的。"

小欣："您的脉搏每分钟 90 次,同时为您测量了呼吸的频率,是每分钟 20 次。"

张阿姨："嗯? 我怎么没看到你测呼吸呀?"

小欣："我没告诉您测呼吸,是因为呼吸是受自我意识影响的,不然您呼吸就不自然了,这样会影响准确性。"(微笑着解释)

小欣："现在我帮您测一下血压,您这么躺着就好,我帮您把右边的衣服袖子脱掉,好吗?"(小欣协助张阿姨脱掉右侧衣袖,同时观察张阿姨左边夹体温计的情况)

张阿姨："好的。"

小欣："您的收缩压是 140mmHg,舒张压是 85mmHg,您平时的血压怎样啊?"

张阿姨："我平时的血压比你今天测的要低,这是怎么回事啊?"(张阿姨着急地看着小欣)

小欣："请您别担心,可能这几天因为发烧、咳嗽,晚上休息得不太好,所以血压会稍微有点上升。"(边解释边收拾血压计)

张阿姨："哦哦,这样啊。"(焦急,但暂时松了口气)

小欣："体温已经测量 10 分钟了,我把体温计取出来,请您放松左胳膊,好吗?"(边解释边取出体温计)

张阿姨："你看我的体温怎样?"

小欣："39.2℃,已经超出正常体温的范围了,我会向医生汇报的,您多喝水、多休息。"

张阿姨："好的。"

3. 操作后场景模拟

小欣:"请您休息一下,过一会儿我带您去做其他检查。"

张阿姨:"还需要做好多检查吗?"

小欣:"不多。张阿姨,请您放心,您所做的检查项目都是医生根据您病情需要开的医嘱。您先好好休息一下,等我联系好了再来找您。"(小欣关心地为张阿姨盖好被子)

张阿姨:"好的,太感谢你了。"

小欣:"不客气,这是我们应该做的,谢谢您对我工作的支持,一会儿见。"(小欣端治疗盘出病房,轻轻关门)

 知识链接

生命体征测量流程

项目	操作要点
操作前准备	1. 评估患者　入院原因、病史、用药情况、过敏史、意识、自理能力等情况。 2. 用物准备　治疗车、医嘱执行单、治疗盘、弯盘、体温表、血压计、笔、消毒洗手液、手表。
操作过程	1. 测量体温、脉搏和呼吸 (1) 核对患者,解释目的,取得合作。 (2) 放置体温表:将体温表水银端放于腋窝处,指导患者夹紧体温表,屈臂过胸,测量10分钟。见图7-9。 (3) 协助患者手臂取舒适位置。 (4) 护士以食指、中指、无名指并拢放于患者桡动脉搏动处,测量30秒,将所得值乘以2。异常脉搏或危重患者应测量1分钟。如触摸不清的患者可用听诊器测量其心率。 (5) 保持测量脉搏姿势,观察患者胸部起伏情况,一起一伏为1次呼吸,测量30秒,将所得值乘以2。如有异常应测量1分钟。 2. 测量血压 (1) 解释目的,取得合作。 (2) 协助患者取坐位或仰卧位,卷袖露臂,肘部伸直,必要时脱袖以免袖口过紧。被测肢体和心脏处于同一水平上。 (3) 驱尽袖带内的空气,将袖带平整缠于上臂中部,使袖带下缘距离肘窝约2~3cm,松紧以能放入一指为宜。 (4) 触摸肱动脉搏动处,将听诊器胸件放于肱动脉搏动最明显处,关闭气门,均匀充气至肱动脉搏动消失后再升高20~30mmHg。 (5) 缓慢放气,保持视线与汞柱所指刻度保持同一高度。 (6) 听到第一声搏动声时所示刻度为收缩压,当搏动声消失或突然减弱时所示刻度为舒张压。 (7) 测量后排尽袖带内余气,整理袖带放于盒内,将血压计盒右倾45°,使得水银全部回流到槽内,然后关闭水银槽开关。 (8) 取出体温计,读取体温数。
操作后	1. 告知患者注意事项,并将呼叫器置于患者身旁。 2. 整理床单位,协助患者取舒适体位。 3. 将体温计消毒处理。 4. 洗手、记录、签字。

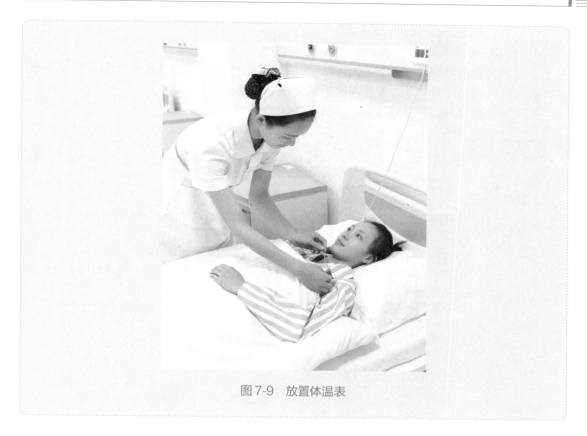

图 7-9　放置体温表

（三）轮椅运送患者

工作情景导入

张某,女,45 岁,高中文化。患者因晨起在公园晨练淋雨后突然出现畏寒、发热、咳嗽、咳铁锈色痰液伴胸痛 1 天,门诊以肺炎收入院。入院后测体温 39.2℃,脉搏 90 次 / 分,呼吸 22 次 / 分,血压 140/85mmHg;患者胸痛,头痛,全身肌肉酸痛,乏力。遵医嘱为患者拍 X 线胸片检查。

请小欣用轮椅运送患者去放射科拍胸片。

1. 操作前场景模拟

小欣:"张阿姨,您好。"(微笑,推着轮椅进病房)

张阿姨:"你好啊,小欣。"

2. 操作中场景模拟

小欣:"我把刚才为您测量的体温、血压、脉搏和呼吸数值告诉医生了,他开出医嘱,您现在需要去拍个 X 线胸片。"(微笑解释,固定轮椅)"我扶您到轮椅上。"(扶张阿姨坐上轮椅)

张阿姨:"还铺了毛毯呀?"

小欣:"外面有点冷,铺个毛毯,来,我帮您围一下。"(用毛毯包裹住张阿姨,并用别针固定)

张阿姨:"好的,谢谢你。"

小欣:"不客气,我帮您把脚踏板翻下来,请您把脚放在脚踏板上。"(协助张阿姨放脚)

张阿姨:"好的,我自己可以放的。"

3. 操作后场景模拟

小欣:"待会儿在路上,请您手扶住扶手,然后尽量往后坐。如果您有什么不舒服的话,可以随时告诉我,好吗?"（边重新固定毛毯边解释注意事项）

张阿姨:"嗯,好的,我知道了。"

知识链接

轮椅运送患者

项目	操作要点
操作前准备	1. 评估患者　病情、身体状况、意识状态、合作程度、活动情况、自理能力等。 2. 用物准备　轮椅、毛毯、别针等。
操作过程	1. 解释目的、配合方法及注意事项。 2. 将轮椅背与床尾齐平,面朝床头。固定车闸,翻起脚踏板。（天气寒冷时铺毛毯于轮椅上,毛毯上端高于患者颈部 15cm） 3. 扶患者坐上轮椅,翻下脚踏板,协助患者将脚置于脚踏板上。见图 7-10。（天气寒冷时将毛毯反折围于患者颈部,用别针固定） 4. 嘱咐患者双手扶把手,尽量往后坐,系好安全带。
操作后	1. 协助回床。 2. 整理床单位,协助患者取舒适体位。

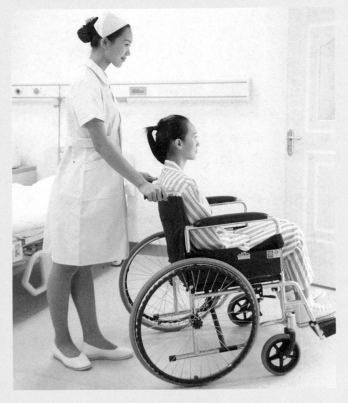

图 7-10　轮椅运送患者

（四）静脉采血

 工作情景导入

张某,女,45 岁,高中文化。患者因晨起在公园晨练淋雨后突然出现畏寒、发热、咳嗽、咳铁锈色痰液伴胸痛 1 天,门诊以肺炎收入院。入院后体温 39.2℃,脉搏 90 次 / 分,呼吸 22 次 / 分,血压 140/85mmHg;X 线胸片结果回报为右中肺有大片炎性阴影。遵医嘱需为患者静脉采血查血常规、肝功能等。

请小欣为患者采血。

1. 操作前场景模拟

小欣:"您好,张阿姨。昨晚睡得好吗？"（面带微笑,走进病房）

张阿姨:"半夜里咳嗽还是很厉害。"

小欣:"昨天拍的 X 线胸片,医生看过了,初步诊断是肺炎,医生开医嘱让我给您今早抽个血,看看血液中各项指标是否正常。昨晚睡觉以后没有吃东西吧？"

张阿姨:"没有。"

2. 操作中场景模拟

小欣:"请您把手伸出来,手心向上（选择肘正中静脉）,我看您这条血管又粗又直,我会尽量为您一针扎上的,不用紧张。"（边解释边选择粗直的血管）

张阿姨:"没关系,小欣,我相信你。"

小欣:"请您握紧拳头,现在要为您消毒了,消毒液有点凉。我准备进针了,可能会有轻微的刺痛感,请您放松。"（关切地看着张阿姨,并进行操作）

张阿姨:"好的。"

3. 操作后场景模拟

小欣:"张阿姨,血已经抽好了,我帮您按压 5 分钟,以免出血。"

张阿姨:"我自己按压就好了,你先忙吧。"

小欣:"那谢谢您。您稍微用力顺着血管方向按压针眼,您可以多按一会儿。"（微笑示范按压针眼的方法）

张阿姨:"好的,是这样按吧？"

小欣:"嗯,对,我把呼叫器放在您的枕边了,有任何不舒服的话,请呼叫我们,我会定时来看您的,您放心休息吧。谢谢您的配合。"

张阿姨:"好的。不客气。"

小欣:（收拾好用物,端治疗盘离开病室,轻轻关门）

 知识链接

静脉采血操作流程

项目	操作要点
操作前准备	1. 评估患者 年龄、病情、意识、皮肤、血管、用药情况、配合程度、空腹等。 2. 用物准备 治疗车、治疗盘、医嘱执行单、执行卡、一次性注射器、采血管、标签、垫巾、止血带、消毒洗手液、手表等。

续表

项目	操作要点
操作过程	1. 解释静脉采血的目的。 2. 核对检验单,根据采血项目选择合适的真空采血管,并按要求在试管外贴好标签。 3. 推车至患者旁,核对患者床号姓名,协助患者摆舒适体位。 4. 选择血管 在穿刺肢体下铺垫巾,在穿刺点上方6cm处扎止血带,选择血管(血管应粗直,弹性好,避开静脉瓣),松开止血带。 5. 消毒 棉签蘸取消毒液,以穿刺点为中心,由内向外呈螺旋式涂擦,直径为5cm以上,再次扎止血带,二次消毒,待干。 6. 穿刺 嘱患者握拳,一手持一次性注射器,另一只手绷紧静脉下段的皮肤,针尖斜面朝上,与皮肤呈20°~30°,自静脉上方或侧方穿刺,见回血后抽取所需血量,松开止血带。见图7-11。 7. 嘱患者松拳,用无菌干棉签放于穿刺点上方,迅速拔针后按压。
操作后	1. 告知患者注意事项,并将呼叫器置于患者身旁。 2. 整理床单位,协助患者取舒适体位。 3. 按规定分类处理用物。 4. 洗手、记录、签字。

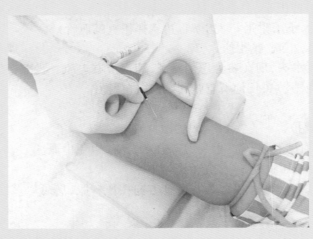

图7-11 进针

(五) 密闭式静脉输液法

 工作情景导入

　　张某,女,45岁,高中文化。患者因晨起在公园晨练淋雨后突然出现畏寒、发热、咳嗽、咳咳铁锈色痰液伴胸痛1天,门诊以肺炎收入院。入院后体温39.2℃,脉搏90次/分,呼吸22次/分,血压140/85mmHg;胸片显示右中肺有大片炎性阴影。患者血常规结果白细胞计数$19×10^9$/L,遵医嘱给予青霉素G静脉点滴抗感染治疗。

　　请小欣为患者实施静脉输液。

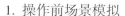

1. 操作前场景模拟

小欣:"张阿姨,您好,我是小欣,今天咳嗽好些了吗?"

张阿姨:"半夜里咳嗽还是很厉害。"

小欣:"您的血常规报告出来了,白细胞计数高,刚才为您做的青霉素皮试,是阴性,所以医生为您开了青霉素静脉点滴,是消炎的,输液之前我们再次核对一下床号和姓名好吗?"(小欣亲切友善,面带微笑,耐心向患者解释)

张阿姨:"好的,我是 3 床,张某。"

小欣:"3 床张某,对吧?"

张阿姨:"是的。"

小欣:"好的,张阿姨,输液之前您可以先去排尿,5 分钟之后我过来给您输液。"

张阿姨:"好的。"

2. 操作中场景模拟

(1) 选择血管

小欣:"现在准备给您输液了,请您把手伸出来,我看手背上这条血管又粗又直,弹性也好,我尽量为您一针扎上的,不用紧张。"(护士动作轻柔,帮助患者摆好体位,选好注射部位)

张阿姨:"没关系小姑娘,我相信你。"

(2) 消毒与穿刺

小欣:"请您握紧拳头,现在要为您消毒了,消毒液有点凉。我准备进针了,可能会有轻微的刺痛感,请您放松。"(护士消毒规范,安全持针进针,整个过程注意观察患者状态,严格执行三查七对、无菌原则)

3. 操作后场景模拟

小欣:"张阿姨,针已经固定好了,请尽量不要移动手的位置。点滴的速度我已经调好了,大约每分钟 50 滴,请您不要随意调节。"

张阿姨:"小欣,50 滴太慢了吧,我想输快点。"

小欣:"张阿姨,输液速度是根据您的年龄、病情以及药物的性质而决定的,如果输太快会加重您的心脏负担,根据您的病情,每分钟 50 滴不慢。"

张阿姨:"原来输液也有这么多讲究,放心吧,我不会自己调节的。"

小欣:"谢谢您的配合,我把呼叫器放在您的枕边了,如果有什么不舒服或者需要帮助的请及时呼叫我们,我会定时来看您的,您放心休息吧。"

输液大约持续 10 分钟后。

小欣:"张阿姨,感觉怎么样? 没有什么不舒服吧? 手背上扎针的部位疼吗? ……那好,您休息吧,不用担心液体会滴完,我一会儿再过来。"

输液结束后。

小欣:"张阿姨,液体已经输完了,我准备为您拔针了,撕胶布的时候可能会有轻微的疼痛,我会轻轻的……好了,请您按住这个部位,不要揉,按压大概五分钟,直到不出血为止。您休息吧,有什么事您可以按呼叫器叫我,再见!"

知识链接

密闭式静脉输液操作流程

项目	操作要点
操作前准备	1. 评估患者　年龄、病情、意识、皮肤、血管、用药情况、配合程度等。 2. 告知患者　告知静脉输液的目的,指导患者配合,协助患者排尿。 3. 用物准备　医嘱执行单、输液卡、治疗车、输液架、治疗盘、药液、一次性注射器、瓶套、输液器、输液贴、垫巾、止血带、消毒洗手液、锯刀、手表。
操作过程	1. 按医嘱填写输液卡。 2. 配制药液: (1) 核对药液:名称、剂量、浓度、有效期、包装有无破损、对光倒置有无沉淀及絮状物。 (2) 将输液卡倒贴于瓶身,并套上瓶套(袋装药液无需套瓶套)。 (3) 拉起瓶盖,消毒瓶塞:棉签蘸取消毒液消毒瓶塞至瓶颈(袋装药液需消毒注药口)。 (4) 按医嘱将药物注入药液中。 (5) 查输液器包装有无破损,有效期及质量。关闭调节器后,将两只针头插入瓶塞至针头根部,并将输液袋套在液瓶(袋)上。 3. 推车至患者旁,核对患者床号姓名后,准备输液架。 4. 协助患者摆舒适体位。 5. 排气: (1) 再次核对无误后,将输液瓶挂在输液架上,并展开输液器。 (2) 将茂菲滴管倒置,抬高滴管下段输液管。 (3) 打开调节夹,当液体流入滴管 1/3~1/2 时,立即倒转滴管,使液体缓慢下降。药液流入头皮针后,关闭调节器,并检查管路中是否有气泡,将输液器放置妥当。 6. 打开输液贴放置在治疗盘上。 7. 选择血管　在穿刺肢体下铺垫巾,在穿刺点上方 6cm 处扎止血带,选择血管(血管应粗直,弹性好,避开关节和静脉瓣),松开止血带。 8. 消毒　棉签蘸取消毒液,以穿刺点为中心,由内向外呈螺旋式涂擦,直径为 5cm以上,再扎止血带,二次消毒,待干。见图 7-12。 9. 注射: (1) 二次排气:打开调节器,使少量液体滴出,取下针帽。 (2) 穿刺:嘱患者握拳,一手持针,另一只手绷紧静脉下段的皮肤,针尖斜面朝上,与皮肤呈 20°~30° 自静脉上方或侧方穿刺,见回血后进针少许。 (3) 三松:一手固定头皮针的针柄,嘱患者松拳头,一手松止血带,打开调节器。 (4) 固定:见液体通畅后,用输液贴分别固定针炳、针梗及下端管路。 10. 调节滴速:用秒表调节适当的滴速。
操作后	1. 告知患者注意事项,并将呼叫器置于患者身旁。见图 7-13。 2. 整理床单位,协助患者取舒适体位。 3. 按规定分类处理用物。 4. 洗手、记录、签字。
输液完毕	1. 拔针　轻轻撕开输液贴,关闭调节器,迅速拔针后按压。 2. 嘱患者按压穿刺部位直至不出血为止。 3. 整理用物　取下输液瓶,剪掉输液器针头,将针头置于锐器桶内。 4. 洗手、记录、签字。

续表

项目	操作要点
注意事项	1. 对于长期输液的患者,应当保护和合理使用静脉。 2. 要及时更换输液瓶,防止空气进入血管,输液完毕后及时拔针。 3. 根据患者年龄、病情、药物性质调节滴速。 4. 经常巡视患者输液情况,发生输液反应时应及时处理。

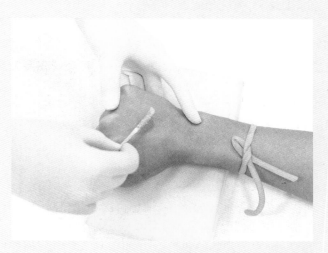

图 7-12　消毒

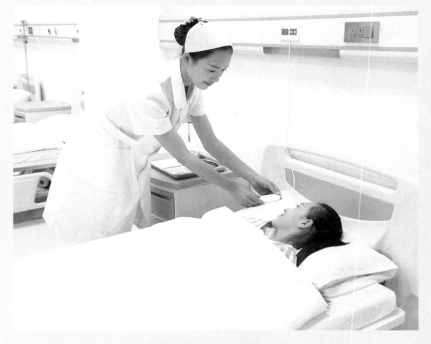

图 7-13　放呼叫器于床旁

（六）雾化吸入

工作情景导入

　　张某，女，45岁，患者因晨起在公园晨练淋雨后突然出现畏寒、发热、咳嗽、咳铁锈色痰液伴胸痛1天，门诊以肺炎收入院。入院后主诉痰多、黏稠，不易咳出，遵医嘱给予雾化吸入，拍背排痰。

　　请小欣给予患者雾化吸入，并进行健康指导。

　　1. 操作前场景模拟

　　小欣："张阿姨您好，因为您最近痰液黏稠，不容易咳出来，现在要为您做雾化吸入，使痰液稀释以便咳出来，您可以配合我吗？"

　　张阿姨："会不会不舒服？"

　　小欣："您不用担心，吸入过程中我会指导您的。"

　　张阿姨："好的。"

　　小欣："那您稍等。"

　　2. 操作中场景模拟

　　小欣："张阿姨，现在要为您做雾化吸入了，请您再次和我核对一下床号和姓名，好吗？"

　　张阿姨："好的，我是3床，张某。"

　　小欣："好的，张阿姨。现在为您垫一块治疗巾，防止弄湿衣服。请您把口含嘴放入嘴里，紧闭嘴唇，用口深吸气，用鼻呼气。"（轻轻为患者垫治疗巾，给患者示范并指导张某扶住口含嘴）

　　小欣："您配合得很好，如果在治疗过程中有任何的不舒服，请您举手示意我好吗？"

　　3. 操作后场景模拟

　　小欣："张阿姨，这一次的治疗做完了，您现在有什么不舒服吗？"（边询问边轻轻帮张某用治疗巾擦干口鼻周围）

　　张阿姨："没有，谢谢你，小欣。"

　　小欣："不用客气，一会我会来帮助您拍背排痰，您先休息一下。感谢您的理解与配合。"（微笑解释与感谢。整理用物）

知识链接

雾 化 吸 入

项目	操作要点
操作前准备	1. 评估患者　患者过敏史、用药史、用药目的、患者呼吸状况、意识状态及合作程度。 2. 用物准备　注射盘、氧气雾化吸入器1套、氧气装置1套(湿化瓶内不装水)、弯盘、生理盐水、药液、5ml注射器、治疗巾。
操作过程	1. 告知患者　雾化吸入的目的、注意事项、配合要点。 2. 协助患者取舒适体位，颌下铺治疗巾。 3. 将雾化器的管口与氧气装置的输出管连接，调节氧气流量至6~8L/min。 4. 将口含嘴放入患者口中，指导患者手持雾化器，面罩扣住口鼻或口含嘴放入口中，紧闭嘴唇，用口深吸气，用鼻呼气。见图7-14。

续表

项目	操作要点
操作后	1. 观察患者吸入药物后的反应及效果,擦去患者面部的雾珠。 2. 安置患者,整理床单位。 3. 清理用物,将雾化器浸泡于消毒液 1 小时,清洗、擦干备用(1 人 1 套)。 4. 洗手、记录、签字。

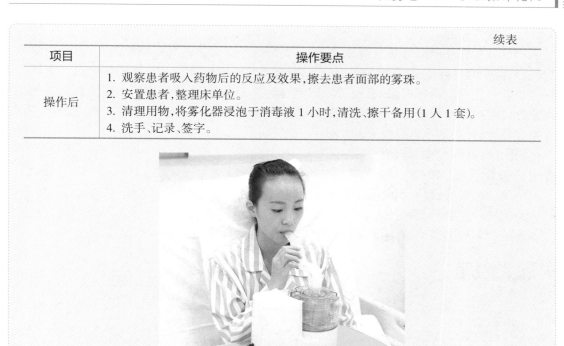

图 7-14 雾化吸入

(七) 氧气吸入

 工作情景导入

张某,女,45 岁,患者因晨起在公园晨练淋雨后突然出现畏寒、发热、咳嗽、咳铁锈色痰液伴胸痛 1 天,门诊以肺炎收入院。入院后主诉痰多、黏稠,不易咳出,胸闷,气短,遵医嘱给予氧气吸入。

请小欣给予患者氧气吸入,并进行健康指导。

1. 操作前场景模拟

小欣:"张阿姨您好,医生根据您的症状下达了医嘱,现在要给您吸入氧气,帮助您缓解不适,您可以配合我吗?"

张阿姨:"可以。"

小欣:"那请您稍等。"

2. 操作中场景模拟

小欣:"张阿姨,现在要为您吸氧了,请您再次和我核对一下床号和姓名,好吗?"

张阿姨:"好的,我是 3 床,张某。"

小欣:"好的,张阿姨,您觉得这样躺着舒服吗?"(协助张某取舒适体位)

张阿姨:"舒服。"

小欣:"那好,我先用棉签帮您清洁一下鼻腔,有些痒,请您忍耐一下。"(轻轻为张某清洁鼻腔,同时耐心询问操作后患者的感受)

张阿姨:"好的。"

小欣:"我已经调节好氧气流量了,现在要将这个导管放入您的两侧鼻孔,不会很深,请您放心,像平时一样正常呼吸就可以了。"(将鼻导管头端轻轻放入患者鼻腔)

小欣:"您配合得很好,我已经帮您固定好导管了,氧气的流量请您不要随意调节,如果在治疗过程中有任何的不舒服,请您随时按呼叫器叫我,我也会定时来看您的。"(妥善为患者固定鼻导管,并将呼叫器放于患者伸手可及之处)

张阿姨:"好的,非常感谢。"

3. 操作后场景模拟

小欣:"张阿姨,这一次的治疗做完了,您感觉不舒服的症状好些了吗?"

张阿姨:"好多了,谢谢你,小欣。"

小欣:"不用客气,非常感谢您的理解与配合,您先休息吧。"

 知识链接

中心供氧吸氧法

项目	操作要点
操作前准备	1. 评估患者　病情、呼吸状况、患者动脉血氧饱和度,意识状态及合作程度。 2. 用物准备　供氧装置、治疗盘内放一次性双腔鼻导管、棉签、蒸馏水或冷开水、用氧治疗单、笔、弯盘,必要时备胶布。
操作过程	1. 核对床号、姓名,解释吸氧的目的、注意事项、配合要点,协助患者取舒适体位。 2. 检查鼻腔黏膜及通气情况,棉签蘸水清洁鼻腔,连接鼻导管。 3. 打开流量表,调节好流量。 4. 鼻导管蘸水湿润并检查鼻导管是否通畅。 5. 将鼻导管轻轻插入鼻腔。见图7-15。 6. 固定鼻导管。
操作后	1. 整理用物。 2. 洗手、记录、签字。

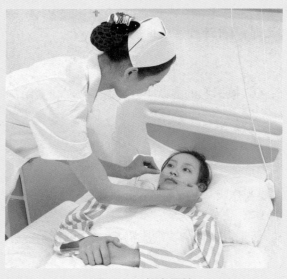

图 7-15　插鼻导管

(八) 晨晚间护理

工作情景导入

张某,女,45岁,高中文化。患者因晨起在公园晨练淋雨后突然出现畏寒、发热、咳嗽、咳铁锈色痰液伴胸痛1天,门诊以肺炎收入院。身边无人照料,高热,全身乏力,并行静脉输液治疗,生活自理能力受限,患者降温后大汗。

请小欣为患者实施晨间护理,满足其生理需要。

1. 操作前场景模拟

小欣:"早上好,张阿姨,昨晚睡得好吗? 您的衣服都湿了,我帮您更换一下,并梳洗一下,好吗? 梳洗之前您要不要先方便一下?"(小欣亲切友善,面带微笑,耐心向患者解释。取便器,协助患者大小便,关闭门窗,调节室温,为患者保护隐私。协助患者取舒适体位。调节合适水温置于床旁)

张阿姨:"太感谢你了,昨天出了一身汗,衣服头发都湿了。"

2. 操作中场景模拟

(1) 洗漱与更衣

小欣:"现在准备给您梳洗了,请您配合我,有什么不舒服请您告诉我。"(护士动作轻柔,帮助患者口腔护理、洗脸、翻身擦背、梳头、更换衣物。整个过程注意遮挡与保暖)

张阿姨:"太舒服了,谢谢你!"

(2) 清扫床单位

小欣:"张阿姨,衣服已经换好了,是不是感觉舒服了,现在我为您整理床铺,好吗?"(利用节力原则为患者整理床单位)

张阿姨:"好的,谢谢你。"

3. 操作后场景模拟

小欣:"干净的床单已经为您换好了,您休息吧,呼叫器已经放在您的床头,有什么需要请及时呼叫我们。"(护士为患者摆舒适体位,注意保暖,整理床单位及衣物。开门窗,调节室温)

张阿姨:"好的,谢谢你,小欣。"

知识链接

晨间护理操作流程

项目	操作要点
操作前准备	1. 评估患者 病情、生命体征、卫生清洁程度,意识状态、合作程度,自理能力等。 2. 用物准备 清洁布类(床垫、大单、中单、橡胶单、枕套、衣裤)置于晨护车。治疗盘(50%酒精、汽油、棉签、胶布、指甲钳等)、口腔护理包(必要时)、脸盆、漱口杯、牙刷、肥皂、梳子、毛巾(患者自备)。
操作过程	1. 将晨护车推至患者床旁,向患者解释操作目的。 2. 松开床被,协助患者大小便。 3. 为患者取舒适、活动自如的体位。 4. 取出洗漱用具,漱口杯内盛放温水,将50℃热水置于脸盆中待用。

续表

项目	操作要点
操作过程	5. 漱口　协助患者漱口或口腔护理(必要时)。 6. 清洗　协助患者清洗,顺序为:眼睑-额部-鼻翼-面部-耳后-颌下-颈部-腋下-乳房。协助患者取卧位,换水后为患者擦背、腰、臀部。 7. 按摩:用50%酒精按摩骨隆突处。 8. 梳头　协助患者梳头。见图7-16。 9. 整理床铺及更换衣物　为患者更换清洁衣物,扫净并整理床铺,必要时更换床单等。
操作后	1. 打开门窗,通风换气,并将呼叫器置于患者身旁。 2. 协助患者取舒适体位。 3. 按垃圾分类处理用物。
注意事项	1. 操作过程中与患者交流,随时观察病情变化。 2. 操作过程中注意保护患者,避免受凉或不舒适。 3. 擦洗隐私部位注意遮挡。

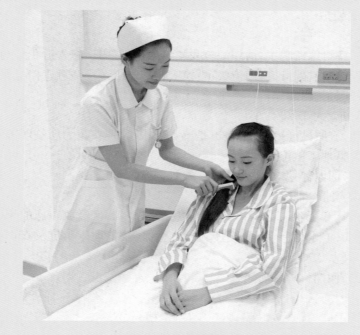

图7-16　为患者梳头

 知识链接

晚间护理操作流程

项目	操作要点
操作前准备	1. 评估患者　病情、生命体征、卫生清洁程度、意识状态、合作程度,自理能力等。 2. 用物准备　清洁布类(床垫、大单、中单、橡胶单、枕套、衣裤)置于晚护车。便器、会阴冲洗壶、方纱、弯盘、止血钳、脸盆、漱口杯、牙刷、肥皂、梳子、毛巾(患者自备)。

续表

项目	操作要点
操作过程	1. 解释晚间护理的目的,指导患者配合。 2. 将晚护车推至患者床旁,向患者解释操作目的。 3. 松开床被,为患者取舒适、活动自如的体位。 4. 协助患者刷牙、洗脸,梳头。 5. 协助患者大小便。将便器放置在患者臀下,协助患者采取膀胱结石位(平卧,双腿弯曲,双脚踏于床上)。 6. 冲洗壶内盛温水,冲洗会阴,止血钳夹取方纱布擦拭会阴(由上至下)。 7. 冲洗完毕后用干纱布擦干会阴部。 8. 撤去便器,协助患者取舒适体位。 9. 协助患者洗脚。见图7-17。 10. 整理床铺及更换衣物:为患者更换清洁衣物,扫净并整理床铺,必要时更换床单等。
操作后	1. 打开门窗,通风换气,并将呼叫器置于患者身旁。 2. 协助患者取舒适体位。 3. 按规定分类处理用物。
注意事项	1. 操作过程中与患者交流,随时观察病情变化。 2. 操作过程中注意保护患者,避免受凉或不舒适。 3. 擦洗隐私部位注意遮挡。

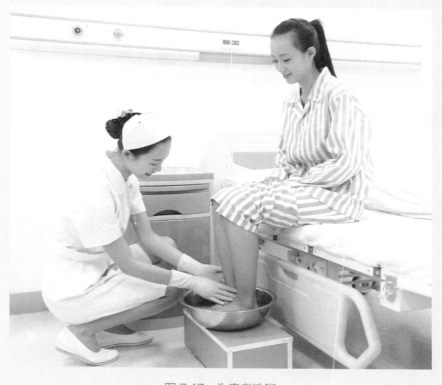

图 7-17　为患者洗脚

(九) 口服给药

工作情景导入

张某,女,45 岁,高中文化。患者因晨起在公园晨练淋雨后突然出现畏寒、发热、咳嗽、咳铁锈色痰液伴胸痛 1 天,门诊以肺炎收入院。经过近 14 天的治疗,患者病情明显好转,体温降至正常范围,咳嗽咳痰明显好转,可下床活动,遵医嘱停止静脉输液,改为口服药物抗感染祛痰止咳治疗。

请小欣为患者正确发放口服药物。

1. 操作前场景模拟

小欣:"您好,请问您叫什么名字? 您的体温已经降至正常了,血象报告也正常了,所以就不用输液了,我们改为吃口服药就可以了,相信您的病很快就会痊愈的。"

张阿姨:"听到这个消息太好了。"

小欣:"张阿姨,您以前吃药有过敏的情况吗? 对什么药过敏? 过敏的时候什么状况? "

张阿姨:"从来没有过。"

小欣:"张阿姨,我把床给您摇起来(小欣亲切友善,面带微笑,将床头抬高 30°。准备温水)

2. 操作中场景模拟

小欣:"张这个药叫橘红丸,是中成药,作用是止咳祛痰的,每次吃一粒,共三次,现在水温正合适,我把药放在您的药杯中了,现在可以吃了。"(护士将水杯端起,递给张阿姨)

张阿姨:"这个药还真是苦啊,不过良药苦口啊!"

3. 操作后场景模拟

小欣:"张阿姨,药已经吃完了,我把药杯收回了,您先休息,我把呼叫器放在您的枕边了,有什么不舒服的您呼叫我。想平躺了按一下呼叫器,我来把床头摇平。"(按规定整理用物)

知识链接

口服给药操作流程

项目	操作要点
操作前准备	1. 评估患者 病情、身体状况、药物过敏史及药物使用情况、意识状态及合作程度、口咽部是否有溃疡、糜烂等情况。 2. 用物准备 药车(内有按床号摆好的药杯)、药卡、医嘱执行单、水杯(患者自备)。
操作过程	1. 备好药物,将药车推至患者床旁。见图 7-18。 2. 核对患者床号、姓名,解释口服药的名称、剂量、浓度、作用与方法。 3. 将盛有药物的药杯送到患者手中并且看患者将药服下。
操作后	1. 及时将药杯取回,按要求分类整理。 2. 洗手、签字。
注意事项	1. 操作过程中严格执行查对制度。 2. 发药时,一个病房中若有多名患者同时服药,应发一人后再发另外一个人,切不可同时将两名患者的药拿离药车。患者若外出,需将药物拿回交班,待患者回来后再发药。

续表

项目	操作要点
注意事项	3. 发药过程中,需根据药物的不同性质进行。 (1) 抗生素或磺胺类药物需准时给药。磺胺类药物服后需多饮水。 (2) 刺激食欲或保护胃黏膜的药应在饭前服用。 (3) 对呼吸道黏膜起安抚作用的止咳剂如止咳糖浆,服后不宜喝水,以免稀释药物。 (4) 服用强心类药物前需测心率、脉率,脉率<60 次 / 分时不可服用。 (5) 对牙齿有腐蚀作用的药物如铁剂或酸剂,可用吸管吸入。

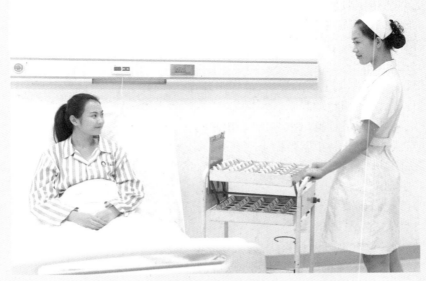

图 7-18　推药车于床旁

(十) 口腔护理

 工作情景导入

王某,女,70 岁,小学文化。患者因情绪激动后突发脑出血收入院,经抢救治疗后,病情稳定。现患者处于恢复期,神志清楚,仍有肢体活动不利,言语不清,生活自理能力缺陷,不能自己漱口刷牙。

请小欣为患者做口腔护理。

1. 操作前场景模拟

小欣:"阿姨您好,请问您是 5 床的王某吗? 您用点头或摇头来表示就可以了。"

王阿姨:点头表示赞同。

小欣:"王阿姨,因为您不能自己刷牙,所以我现在想帮您用湿润的棉球擦一擦口腔,让您觉得舒服些,好吗?"

王阿姨:点头表示赞同。

小欣:"王阿姨您张嘴,我看看您的口腔状况。"(小欣亲切友善,面带微笑。用手电筒照射,观察王阿姨口腔情况)

小欣:"王阿姨,您稍等,我去准备一下用物,稍后就来。"

2. 操作中场景模拟

小欣:"王阿姨,我帮您把头偏向我这一边,再帮您垫上小巾。"(护士动作轻柔,边操作,边观察患者的反应)

王阿姨:努力配合。

小欣:"王阿姨,我要开始为您擦口腔了,您如果有不舒服的时候,就用力眨眨眼睛告诉我。"(小欣边说边示范眨眼睛的动作,操作动作轻柔)

王阿姨:点头表示赞同。

小欣:"王阿姨,我现在要为您擦左侧牙齿外侧面了,请您咬紧牙齿。"(小欣轻柔地用压舌板支撑左侧颊部)

王阿姨:主动配合。

小欣:"现在要擦左侧上面的牙齿,请您张开嘴。"

擦洗过程中,王阿姨眨动眼睛。

小欣:"王阿姨,您是觉得口水多,想吐出来吗?"

王阿姨点头表示赞同,小欣帮助王阿姨吐口水。

小欣:"王阿姨,现在我要擦左侧下面的牙齿,请您再张开嘴。"

王阿姨:主动配合。

小欣:"好,我们再擦一擦颊部。您觉得能坚持吗?"

王阿姨:点头表示可以坚持。

小欣:"好的,同样的顺序,我再为您擦一擦另一边。"

小欣:"您配合得非常好,现在为您漱漱口,好吗?"(小欣托起放于患者颌下的碗盘至患者嘴旁,协助患者吐出漱口液)

小欣:"王阿姨,口腔已经为您擦洗干净了,您感觉舒服些了吗?"

王阿姨:微笑点头表示赞同。

3. 操作后场景模拟

小欣:"王阿姨,我现在帮您躺得舒服些。"(护士为患者擦干口周,摆舒适体位,按要求整理用物)

王阿姨:点头表示赞同。

小欣:"好的,那您休息吧,我一会再来看您。"

 知识链接

口腔护理操作流程

项目	操作要点
操作前准备	1. 评估患者 意识状态、自理能力、配合情况、口腔卫生情况。 2. 用物准备 一次性无菌口腔护理包、温开水、漱口液、吸水管、棉签、液状石蜡、手电筒、外用药。
操作过程	1. 备好药物,将治疗车推至患者床旁。

续表

项目	操作要点
操作过程	2. 核对患者床号、姓名,再次解释特殊口腔护理的目的、作用、操作方法及操作中引起的不适。 3. 将湿润好的棉球在操作前清点个数。 4. 患者取仰卧位,头偏向一侧,面向护士。取治疗巾垫于颌下,弯盘放于口角旁,漱口,再次检查口腔。 5. 擦拭口腔,顺序为口唇、左侧牙齿外侧面、左上内侧齿、左上咬合面、左下内侧齿、左下咬合面、左侧颊部,同法擦洗右侧面、硬腭、舌面、舌下。 6. 再次漱口,观察。 7. 必要时为患者口周涂液状石蜡。
操作后	1. 整理用物,再次清点棉球个数。 2. 洗手。

(十一) 留置胃管

 工作情景导入

张某,女,35岁,大学文化,公司职员。患者因车祸导致头部颅内血肿急诊收入院,在全麻下行颅内血肿清除术。术后患者浅昏迷状态,遵医嘱给予患者留置胃管,准备鼻饲饮食。请小欣为患者留置胃管。

1. 操作前场景模拟

小欣来到患者床旁,核对患者床头卡及腕带的床号和姓名,评估患者病情及鼻腔情况。

2. 操作中场景模拟

小欣推治疗车到患者床旁,再次核对患者床头卡及腕带的床号和姓名。

边做边轻柔地在患者耳旁对患者说:"张某您好,我是负责照顾你的护士小欣,因为您不能自行吃东西,现在我要从您的鼻腔插入一根管到胃里,用来注入食物,为您提供身体所需营养。"

"现在我把您枕头取出来。"(小欣动作轻柔,为患者取去枕仰卧位,头向后仰)

小欣:"我现在要为您从鼻腔插管了,会有些不舒服,我会尽量轻一些的。"

患者无反应。

小欣:"是不是感觉不舒服了,我慢一些,您休息一下。"(插管过程中,小欣观察到患者的痛苦表情,眼角流出眼泪,于是小欣暂停插管,让患者休息片刻后继续插入)

当胃管插入15cm处时,小欣轻柔地将患者的头部托起,再缓缓插入胃管。

小欣:"胃管已经为您插好了,我现在检查一下是否在胃里面。"

患者表情平静。

小欣:"胃管在胃里,您放心吧,我现在为您固定一下。"(小欣轻柔地为患者固定胃管)

小欣:"好了,我现在帮您把枕头放好。"

患者表情平静。

3. 操作后场景模拟

小欣:"胃管插好了,我帮您躺舒服些。一会儿我就来给您喂食。"(小欣边为患者整理,

边贴近患者的耳朵轻柔地交流）

患者表情平静。

 知识链接

留置胃管操作流程

项目	操作要点
操作前准备	1. 评估患者 病情、身心状况、意识、配合程度、自理能力、鼻腔情况。 2. 用物准备 鼻饲包、鼻饲管、量杯、别针、液状石蜡、50ml注射器、棉签、胶布、听诊器、手电筒、温开水。
操作过程	1. 备好用物，将治疗车推至患者床旁，再次核对与解释。 2. 根据病情为患者采取半坐卧位或仰卧位。 3. 清洁鼻腔，颌下垫治疗巾。 4. 打开一次性胃管，注入空气检查通畅性，测量胃管的长度。润滑胃管前段5~6cm。 5. 插管，至咽喉部时，嘱患者做吞咽动作，并顺势插入胃管，同时观察患者有无不适。（昏迷患者取去枕仰卧位，头向后仰，当胃管插入15cm时，托起病人头部，使下颌靠近胸骨柄插至所需长度） 6. 确定胃管是否在胃内，确定后固定，包裹胃管末端。
操作后	1. 为患者取舒适体位，整理用物。见图7-19。 2. 洗手、记录并签字。

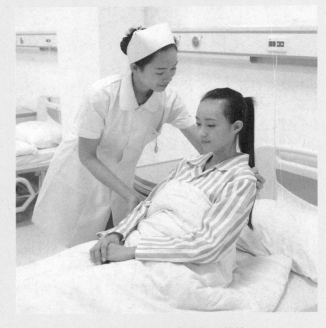

图7-19 协助患者取舒适体位

 边学边练

实践七 护士综合礼仪素质训练

课 后 任 务

基础任务

护理操作的礼仪要求有哪些?

拓展任务

张某,女,45 岁,高中文化。患者因晨起在公园晨练淋雨后突然出现畏寒、发热、咳嗽、咳铁锈色痰液伴胸痛 1 天,门诊以肺炎收入院。请以角色扮演的形式,为患者测量血压并体现规范的护士操作礼仪。

(焦平利)

实 践 指 导

实践一　头面部妆饰及工作服饰规范训练

【目的】

1. 熟悉护士职业妆的化妆步骤和方法,掌握基本化妆技巧。

2. 掌握护士不同发式的梳理和妆饰规范。

3. 掌握护士工作装的穿着方法和规范。

4. 学会正确佩戴燕帽、圆帽和口罩。

5. 结合自身实际情况,为自己设计恰当的职业形象。

6. 学会真诚微笑,养成倾听和交流的习惯。

【准备】

1. 环境准备　光线充足、带有座椅和镜子的实训室。

2. 物品准备

(1) 化妆用品:粉底、眉笔、眼影、睫毛膏、唇膏、腮红、化妆刷等。

(2) 头发修饰用品:梳子、发网、发卡、皮筋等。

(3) 工作服饰:裙式护士服、分体护士服、洗手衣、手术衣、燕帽、圆帽、口罩、胸牌等。

3. 学生准备　小镜子、洁面乳、护士工作服、燕帽、口罩、胸牌等。

【方法与过程】

活动一　头面部妆饰训练

1. 教师示范或播放录像,逐步讲解护士职业妆化妆步骤及不同发式的梳理和妆饰规范。

2. 学生 2~4 人一组,练习简易化妆技巧和不同发式的梳理技巧。

3. 妆饰完毕后进行分组展示,教师及学生对每组的妆饰结果进行评价,并指出改进方法。

4. 按照教师和同学们的建议进行调整和完善。

活动二　微笑训练

1. 教师示范或播放录像,讲解微笑的程度及方法。

2. 学生 2~4 人一组,练习并体验微笑的方法。

3. 开展微笑竞赛,选出笑容最美的同学。

4. 以笑容最美的同学为榜样,训练自己的最佳笑容。

活动三　工作服饰规范训练

1. 教师示范或播放录像,逐步讲解护士不同类型的工作服、工作帽、口罩和胸牌的穿着佩戴方法。

2. 学生 2~4 人一组,练习穿工作服,戴护士帽、口罩和胸牌的规范。

3. 练习完毕后进行分组展示,教师及学生对每组的展示结果进行评价,并指出改进方法。

4. 按照教师和同学们的建议进行调整和完善。

【综合演练】

医院内科护士小刘,长发,急诊科护士小王,短发。清晨两人上班进入更衣室,更换工作服后要到护士站交接班。请分别为她们设计符合其身份的职业形象。

【评价要点】

1. 学习态度　是否积极认真地参与并较好地完成了训练任务。

2. 技能发展　是否能在教师的指导下正确完成护士职业妆、发式梳理以及工作服饰穿戴。

3. 职业情感　是否在训练过程中严谨、认真,体现护士的职业风范。

4. 团队精神　是否积极参与团队活动;团队成员之间是否团结协作、相互指导;是否有集体荣誉感。

【礼仪之星】

请选出班级的礼仪之星和小组中的礼仪之星。

姓名:＿＿＿＿＿＿＿＿＿

（耿 洁　郝 茹）

实践二　基本行为礼仪训练

【目的】

1. 掌握基本的站姿、坐姿、行姿和蹲姿。

2. 熟悉四种姿态的要领和训练方法;

3. 熟悉基本仪态礼仪的规范。

4. 能够根据行为礼仪规范的要求检视自己和他人,并加以改进和完善。

5. 能够自觉地在日常生活中不断练习,养成良好的行为礼仪习惯。

【准备】

1. 用物准备　能播放音乐的设备以及舒缓的音乐;椅子;录像或照相器材。

2. 环境准备　在形体房或较为宽敞的室内训练,备有能照全身的落地镜子。

3. 护生准备　护士服、护士鞋、护士帽、教材等。

【方法与过程】

活动一　站姿训练

1. 教师示范或播放录像,讲解基本站姿、不同站姿的礼仪规范以及站姿的训练方法。

2. 学生 6~8 人一组,练习各种规范站姿。

3. 练习完毕后进行分组展示,教师及学生对每组同学的站姿进行评价,并指出优缺点。

4. 按照教师和同学们的建议进行调整和完善。

活动二　坐姿训练

1. 教师示范或播放录像,讲解基本坐姿、不同坐姿的礼仪规范以及坐姿的训练方法。

2. 学生 6~8 人一组,练习各种规范坐姿。

3. 练习完毕后进行分组展示,教师及学生对每组同学的坐姿进行评价,并指出优缺点。

4. 按照教师和同学们的建议进行调整和完善。

活动三　行姿训练

1. 教师示范或播放录像,讲解行姿的礼仪规范以及行姿的训练方法。

2. 学生 6~8 人一组,练习正确的行姿。

3. 练习完毕后进行分组展示,教师及学生对每组同学的行姿进行评价,并指出优缺点。

4. 按照教师和同学们的建议进行调整和完善。

活动四　蹲姿训练

1. 教师示范或播放录像,讲解基本蹲姿、不同蹲姿的礼仪规范以及蹲姿的训练方法。

2. 学生 6~8 人一组,练习各种规范蹲姿。

3. 练习完毕后进行分组展示,教师及学生对每组同学的蹲姿进行评价,并指出优缺点。

4. 按照教师和同学们的建议进行调整和完善。

【综合演练】

请同学们以小组为单位,将本次实践训练内容自行编排成一个小节目,配上音乐,按小组进行展示。

【评价要点】

1. 学习态度　是否积极认真地参与并较好地完成了训练任务。

2. 技能发展　是否能在教师的指导下顺利完成各种姿态的训练;姿态是否标准规范。

3. 团队协作　是否积极参与团队活动;团队成员之间是否相互协作、相互指导、配合默契;情境模拟是否真实合理。

4. 创新精神　展示及节目组织是否新颖、有创意;是否能在具体的情境中灵活恰当地运用仪态礼仪规范。

5. 职业情感　训练过程中是否严谨、认真;能否得体控制自己的举止,保持优雅的仪态,体现护士的职业风范。

【礼仪之星】

请选出班级的礼仪之星和小组中的礼仪之星。

姓名：＿＿＿＿＿＿

（郝 茹 耿 洁）

实践三　护士工作行为礼仪训练

【目的】

熟练掌握推治疗车、端治疗盘、持病历夹、搬椅子和推平车的方法。

【准备】

1. 用物准备　治疗车、治疗盘、病历夹、椅子和平车等。

2. 环境准备　摆放病床、床头柜、椅子等仿真性较强的模拟病房,室内应配置镜子。

3. 护生准备　护士服、护士鞋、护士帽等。

【方法与过程】

活动一　推治疗车训练

1. 教师示范或播放录像,讲解推治疗车的方法和礼仪规范。

2. 学生 6~8 人一组,练习推治疗车的礼仪规范。

3. 练习完毕后进行分组展示,教师及学生对每组同学推治疗车的展示进行评价,并指出优缺点。

4. 按照教师和同学们的建议进行调整和完善。

活动二　端治疗盘训练

1. 教师示范或播放录像,讲解端治疗盘的方法和礼仪规范。

2. 学生 6~8 人一组,练习端治疗盘的礼仪规范。

3. 练习完毕后进行分组展示,教师及学生对每组同学端治疗盘的展示进行评价,并指出优缺点。

4. 按照教师和同学们的建议进行调整和完善。

活动三　持病历夹训练

1. 教师示范或播放录像,讲解持病历夹的方法和礼仪规范。

2. 学生 6~8 人一组,练习持病历夹的礼仪规范。

3. 练习完毕后进行分组展示,教师及学生对每组同学持病历夹的展示进行评价,并指出优缺点。

4. 按照教师和同学们的建议进行调整和完善。

活动四　搬椅子训练

1. 教师示范或播放录像,讲解搬椅子的方法和礼仪规范。

2. 学生 6~8 人一组,练习搬椅子的礼仪规范。

3. 练习完毕后进行分组展示,教师及学生对每组同学搬椅子的展示进行评价,并指出优缺点。

4. 按照教师和同学们的建议进行调整和完善。

活动五　推平车训练

1. 教师示范或播放录像,讲解推平车的方法和礼仪规范。

2. 学生 6~8 人一组,练习推平车的礼仪规范。

3. 练习完毕后进行分组展示,教师及学生对每组同学推平车的展示进行评价,并指出优缺点。

4. 按照教师和同学们的建议进行调整和完善。

【综合演练】

综合演练一

在某医院门诊大厅,李护士是今天的导诊护士,这时一位头发花白的老人在家人的搀扶下,从大门缓慢走进来,李护士迎了上去,引导来诊者坐在就近的椅上,然后推来轮椅,护送来诊者到就诊地点。

综合演练二

患者李玲,女,57 岁,胃大部切除术后第 5 天。一位护士准备为患者进行注射治疗。操作完毕后护士发现患者的手帕落在床头地上,捡起后交给患者。

综合演练三

病房内,护士长带领三名护士进行床边交班,护士手持病历夹,交班时王护士发现 3 床的椅子在门边放置,等大家走出病房后,王护士将椅子搬回病床床尾。

综合演练四

请同学们以小组为单位,将本次实践训练内容自行编排成一个小的情景剧,配上音乐,按小组进行展示。

【评价要点】

1. 学习态度　是否积极认真地参与并较好地完成训练任务。

2. 技能发展　是否能在教师的指导下顺利完成各种工作内容的训练;姿态是否标准规范。

3. 职业情感　训练过程中是否严谨、认真;行为和对话中是否体现了对患者的体贴关爱;在工作中能否得体控制自己的举止,保持优雅的仪态,体现护士的职业风范。

4. 团队精神　是否积极参与团队活动;团队成员之间是否相互协作、相互指导、配合默契;情境模拟是否真实合理。

5. 创新精神　展示及节目组织是否新颖、有创意;是否能在突发情况下灵活恰当地运用仪态礼仪规范。

【礼仪之星】

请选出班级的礼仪之星和小组中的礼仪之星。

姓名：＿＿＿＿＿＿＿＿

（郝 茹　耿 洁）

实践四　护士接待言谈礼仪训练

【目的】

1. 具有与患者及家属进行良好的交流与沟通的能力，充分地理解、关心患者。

2. 了解病区的环境、相关规章制度。

3. 熟悉首次到病区住院患者的接待工作流程。

4. 掌握与患者谈话的基本礼仪。

【准备】

1. 用物准备　病历夹等。

2. 环境准备　实验室或者教室，有病床、桌子、椅子。

3. 护生准备　护生衣帽整齐，着装整洁，符合护士行为规范；复习言谈礼仪的内容，提前分组，每组按照情景设置内容准备言谈提纲，根据案例场景编排角色。

4. 患者准备　精神良好，能独立行走。

5. 案例资源　患者刘阿姨需要在消化内科进一步治疗，小欣接待了她。在首次接诊的时候，小欣应该如何与刘阿姨交谈呢？请结合消化内科病区的环境和规章制度，模拟演示小欣的接诊工作。

【方法与过程】

1. 自由组合，3~4 人为一组，分别扮演小欣、患者以及患者家属。

2. 讨论设计小欣在接待患者刘阿姨及其家属的场景、语言等，编写对白，并模拟演示。

3. 请两组同学进行演示示范。

4. 请每组同学对演示作品进行点评，提出看法。

5. 教师总结评价。

【评价要点】

1. 评判能力　情景训练是否按照要求进行并全部完成；交谈内容是否全面；角色安排是否合理、表演是否连贯顺畅；训练过程是否有序进行。

2. 技能发展　语言是否文明规范，称谓是否恰当；语言的表达是否合适；还存在哪些问题。

3. 团队协作　小组配合是否默契;是否积极表现;是否体现团队合作精神。

4. 创新精神　语言组织与表达是否流畅、有新意。

5. 职业情感　训练中是否精神饱满,对患者态度是否热情、诚恳、亲切、关心,是否微笑服务。

【礼仪之星】

请选出班级的礼仪之星和小组中的礼仪之星。

　　　　　姓名:＿＿＿＿＿＿＿＿

（吴　彬）

实践五　护士交往礼仪训练

【目的】

1. 掌握称谓礼仪、介绍礼仪及电话礼仪的要领。

2. 掌握行礼方式的要领。

3. 学会合理称谓患者,介绍自己与他人,礼貌通话。

4. 学会正确行礼,培养自身良好的形象。

【准备】

1. 环境准备　光线充足、带有能照全身落地镜的实训室。

2. 用物准备　名片、椅子等。

3. 护生准备

(1) 掌握称谓礼仪、介绍礼仪、电话礼仪及与行礼相关的理论内容。

(2) 护生应衣帽整齐,着装整洁,符合护士行为规范要求。

(3) 课前根据需要分组准备。

【方法与过程】

活动一　称谓礼仪

1. 教师示范或播放录像,逐步讲解不同身份患者的称谓规范。

(1) 通称:"张先生"、"李小姐"、"王女士"

(2) 职业称:"张医生"、"李护士"、"王老师"

(3) 职衔称:"王处长"、"李书记"、"张经理"

(4) 姓氏称:"老张"、"小王"、"王老"

（5）亲属称："王大爷"、"李奶奶"、"陈阿姨"

（6）零称谓："您好"

2. 学生 2~4 人一组,练习称谓方法。

1 床,刘 ××,女,30 岁,小学教师。

2 床,李 ××,女,52 岁,副局长。

3 床,苗 ××,56 岁,退休工人。

3. 教师及学生对每组的称谓方法进行评价,并指出改进方法。

4. 按照教师和同学们的建议进行调整和完善。

活动二　介绍礼仪

1. 教师示范或播放录像,讲解介绍的顺序与方法。

（1）工作式自我介绍

1)"张阿姨您好,我是您的责任护士王丽,您有什么需要随时可以找我。"

2)"您好,我叫王丽,是 ×× 医院的内科护士。"

（2）他人介绍

"王阿姨您好,这位是您的责任护士李红;李红,这位是刚入院的王阿姨。"

（3）递送名片及介绍礼仪

护士甲:站立,行点头礼时说"您好",取出并看一下名片,双手拇指与食指分别捏住名片上端两角,送到对方胸前,名片的文字要正向对方,"我是 ××,请多多关照。"

护士乙:起身,双手接名片后,先认真看名片上内容,"×× 您好,很高兴认识你,"并将名片收起。

护士甲:"以后保持联系。"

护士乙:"好的。"

护士甲（护士乙）:"再见。"

2. 学生 2~4 人一组,练习介绍的方法。

（1）工作式自我介绍

（2）他人介绍

（3）递送名片及介绍

3. 教师及学生对每组的介绍方法进行评价,并指出改进方法。

4. 按照教师和同学们的建议进行调整和完善。

活动三　电话礼仪

1. 教师示范或播放录像,逐步讲解电话礼仪规范。

"铃铃铃"

护士甲:"您好,这里是外一科。"

护士乙:"您好,这里是护理部,请问护士长在吗?"

护士甲:"护士长正在查房,请问有什么事情需要转告吗?"

护士乙:"请转告护士长下午两点在外科楼三楼会议室开会。"

护士甲:"告诉护士长下午两点在外科楼三楼会议室开会,请问还有其他事情需要转告吗?"

护士乙:"没有了,谢谢。"

护士甲:"不客气,再见。"

护士乙:"再见。"

2. 学生 2~4 人一组,练习电话礼仪。

患者李娜,女,14 岁,学生,因扁桃体化脓来诊,上午 10:00,患者由母亲陪同来诊,在急诊室检查后,急诊科护士电话通知住院处。住院处通知内科病房。患者及家属来到内科病房,护士接待,安排患者入院。

(1) 急诊护士打电话通知住院处。

(2) 住院处电话通知病区有新患者入院。

3. 教师及学生对每组的练习结果进行评价,并指出改进方法。

4. 按照教师和同学们的建议进行调整和完善。

活动四 行礼致意

1. 教师示范或播放录像,逐步讲解行礼规范。

(1) 点头礼:保持挺拔站姿,面向受礼者,上身微前倾约 5°,带动头部微向前、向左、或向右侧点头致意,面带微笑,可同配合"您好"等礼貌用语。

(2) 鞠躬礼:在标准站姿的基础上,女士双手搭握于腹前,男士双手垂于两腿外侧的裤线处,面向受礼者,以腰为轴,上身挺直,随轴心运动方向前倾约 15°~30°,目光落在自己前方 1~2m 处,可以同时配合"您好"、"非常感谢"等礼貌用语,随即恢复原态。

(3) 握手礼:行至对方 1m 处两脚靠拢,目视对方,微笑致意或问好,上身微倾,右手四指并拢,拇指 65°角,掌心微凹,自然伸向受礼者,轻握对方伸出的右手,抖动时间 3~5 秒。

(4) 举手礼:举手礼的适用场合与行点头礼大致相似,它最适合向距离较远的熟人打招呼。行礼时右臂向前上方伸直,手掌心向着对方,其他四指并齐,拇指叉开,轻轻向左右摆动一两下。

(5) 微笑致意:目光注视对方,在对方目视自己的时候,微微一笑。

2. 学生 2~4 人一组,练习行礼致意。

(1) 点头礼。

(2) 鞠躬礼。

(3) 握手礼。

(4) 举手礼。

(5) 微笑致意。

3. 教师及学生对每组的练习结果进行评价,并指出改进方法。

4. 按照教师和同学们的建议进行调整和完善。

活动五 引导礼仪

1. 教师示范或播放录像,逐步讲解引领礼仪规范。

(1) 近距离提示:护士在站姿基础上,行点头礼后,将手抬至一定高度,四指并拢,拇指微张,掌心向上,以肘为轴,朝目标物体方向伸出手臂,同时配合"请签字"、"请就座"等礼貌用语。

(2) 原地引导:护士在站姿基础上,面向受礼者行点头礼后,一手自然放回于体侧,将另一手抬至一定高度,四指并拢,拇指微张,掌心向上,以肘为轴,朝一定方向伸出手臂,使手臂的延长线指向患者需要前进的方向,眼看方向,同时配合"请往这边走"、"请您向右走"等礼貌用语。

(3) 伴随引导:在与他人行进过程中,目光间断地注视患者与其交流,在遇到台阶、拐角等情况时行指引手姿,提示"请小心脚下"、"请左拐"等礼貌用语。

(4) 进门引导:轻轻敲病室的门,允许后方可进入,护士先行一步,先向室内患者点头致意,站在门旁或门后,待另一患者引入,按"尊者优先"的原则进行介绍,介绍完毕后,向后轻轻退一两步,再转身走出房间,保持较好的行姿,出门后与患者道别后再轻轻地把门带上。

2. 学生 2~4 人一组,练习引导礼仪。

(1) 近距离提示。

(2) 原地引导。

(3) 伴随引路。

(4) 进门引导。

3. 教师及学生对每组的练习结果进行评价,并指出改进方法。

4. 按照教师和同学们的建议进行调整和完善。

【综合演练】

患者李娜,女,14 岁,学生,因扁桃体化脓来诊,上午 10:00,患者由母亲陪同来诊,在急诊室检查后,急诊科护士电话通知住院处。住院处通知内科病房。患者及家属来到内科病房,护士接待,安排患者入院。

(1) 急诊护士打电话通知住院处。

(2) 住院处电话通知病区有新患者入院。

(3) 在病房内,病房护士向患者进行自我介绍;将新入院患者向同病房患者作介绍。

【评价要点】

1. 学习态度　在训练前是否按要求做好充分准备,充分展现自信;在面试过程中是否举止端庄、稳重,显示良好的教养,并按要求完成训练任务。

2. 技能发展　练习是否符合要求,是否规范地使用电话基本文明用语;是否根据介绍礼仪规范地进行自我介绍和他人介绍;是否衣帽整齐、举止端庄、语言交流顺畅;各种行礼姿态是否标准,是否符合规范要求;还存在哪些问题。

3. 职业情感　练习过程中是否严谨、认真;是否面带微笑、态度温和亲切。培养学生严谨、务实、精益求精的工作态度。

4. 团队精神　是否积极参与;角色分工是否明确;团队成员之间是否相互配合默契、团结互助,共同协作练习、过程有序;是否有集体荣誉感。

【礼仪之星】

请选出班级的礼仪之星和小组中的礼仪之星。

姓名:＿＿＿＿＿＿＿

(邢世波)

实践六　护士日常工作礼仪训练

【目的】

1. 具有尊重客人和患者、换位思考、良好沟通的能力。

2. 熟练掌握接待礼仪中迎宾礼仪、来宾次序、乘车礼仪、宴会礼仪、送别礼仪及馈赠礼仪形式。

3. 学会护士日常工作中接待工作的安排及患者的出入院礼仪。

【准备】

1. 环境准备　礼仪训练室,模拟医院病区环境,室内清洁、安静、明亮、宽敞。

2. 用物准备

(1) 座椅、电话、一次性水杯、纸张等。

(2) 入院介绍卡、出院宣教卡、治疗车、治疗盘、体温计、血压计、听诊器、记录本、护士挂表、笔、纱布等。

3. 护生准备

(1) 护生衣帽整洁,符合护士仪表规范要求。

(2) 复习相关内容。

(3) 课前进行分组,学生 4~5 人一组。

【方法与过程】

活动一　接待礼仪训练

1. 情景设计　小欣所在的市人民医院今天举办省级继续教育学习班,有省护理学会和市护理学会的领导和专家莅临指导。护理部主任安排小欣负责对领导和专家的接待工作。

2. 教师讲解　对分组角色演练进行讲解,提出重点训练内容为引导的手势、楼梯指引、电梯指引、来宾次序及乘车礼仪等。

3. 角色扮演　以小组为单位,采用角色扮演法进行训练,教师巡回指导。

4. 结果展示　训练完毕后随机抽取小组展示,教师及学生对展示的结果进行评价,并指出改进方法。

5. 按照教师和同学们的建议进行调整和完善。

活动二　馈赠礼仪训练

1. 情景设计　两天的学习班快结束了,护士长请小欣想想给这些领导和专家赠送什么小礼品比较有纪念意义,以及如何赠送,护士长要小欣全面负责办理。

2. 教师讲解　对分组角色演练进行讲解,提出重点训练内容为礼品的选择、赠礼的时机、方法、态度等。

3. 角色扮演　以小组为单位,采用角色扮演法进行训练,教师巡回指导。

4. 结果展示　训练完毕后随机抽取小组展示,教师及学生对展示的结果进行评价,并指出改进方法。

5. 按照教师和同学们的建议进行调整和完善。

活动三　送别礼仪训练

1. 情景设计　学习班顺利闭幕,护士长让小欣安排为领导和专家送行。

2. 教师讲解　对分组角色演练进行讲解,提出重点训练内容为安排合适的交通工具、

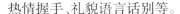

热情握手、礼貌语言话别等。

3. 角色扮演　以小组为单位,采用角色扮演法进行训练,教师巡回指导。

4. 结果展示　训练完毕后随机抽取小组展示,教师及学生对展示的结果进行评价,并指出改进方法。

5. 按照教师和同学们的建议进行调整和完善。

活动四　患者出入院礼仪训练

1. 情景设计　学习班结束了,小欣回到科室上班,刚到护士站,就看见一位女士手里拿着入院证走过来,入院证上写着:大叶性肺炎。小欣该如何接待这位女士呢? 7 天后这位女士要出院了,责任护士小欣又该如何协助这位女士呢?

2. 教师讲解　对分组角色演练进行讲解,提出重点训练内容为接待新患者的问候语、向患者自我介绍、介绍主治医生、引导患者入病房的方式、对病区环境、病房设施、医院有关规章制度、作息时间的介绍及出院指导、送别礼节等。

3. 角色扮演　以小组为单位,采用角色扮演法进行训练,教师巡回指导。

4. 结果展示　训练完毕分小组进行展示,教师及学生对展示的结果进行评价,评选患者最满意护士。

5. 以患者最满意护士为榜样,完善自己的护士日常工作礼仪。

【评价要点】

1. 学习态度　是否感兴趣;能否积极参与。

2. 技能发展　情景演示中是否仪表端庄、举止大方、热情待客;引导方式是否规范,送客礼仪是否规范;接待患者是否主动热情、周到,态度和蔼、亲切;介绍语言是否规范,通俗易懂;出院指导是否耐心、细致。

3. 职业情感　是否对患者尊重、关心、体贴;是否注意保护患者的隐私;是否能及时满足患者的需要;是否对客人平等对待。

4. 团队精神　是否积极参与团队活动,主动配合;团队成员之间是否团结协作、相互指导;是否有集体荣誉感。

【礼仪之星】

请选出班级的礼仪之星和小组中的礼仪之星。

姓名:_____

（宋海燕）

实践七　护士综合礼仪素质训练

【目的】

学会将护士仪表、言谈、行为举止、交往等礼仪知识综合运用到实际操作中。

【准备】

1. **案例资源**　张某,女,45 岁,因淋雨后突然出现畏寒、发热、咳嗽,咳铁锈色痰伴胸痛 1 天,门诊以肺炎收入院。经过住院治疗,患者生命体征恢复正常,咳嗽咳痰症状明显好转,复查 X 线胸片及血常规等检查,均提示患者病情平稳,可以出院。请为患者做出院指导。

知识链接

出 院 护 理

出院护理(discharging nursing)是指患者出院时,护士协助患者离开医院的一系列护理工作。出院护理的主要内容:

1. 出院前护理

(1) 通知患者和家属出院日期,使之做好出院准备。

(2) 评估评人需要,给予出院指导。

(3) 征求患者或家属意见,提高服务质量。

2. 出院时护理

(1) 执行出院医嘱,处理有关文件。

(2) 协助患者整理用物,护送患者出院。

3. 出院后护理

(1) 清洁、消毒床单位。

(2) 按要求整理出院病历,交病案室保存。

(3) 铺备用床,准备迎接新患者。

2. **环境准备**　模拟病房环境。

3. **物品准备**　治疗车、口服药、病历夹(出院指导)、征求患者意见表。

4. **护生准备**

(1) 学习出院护理的相关知识。

(2) 按医院要求着护士装,服装鞋帽整洁。

(3) 分组和分工:根据模拟病房病床人数,护生 6~10 人一组,其中一名护生扮演小欣、一名护生扮演患者。

知识链接

肺炎患者出院指导

1. 出院用药指导　(口服药)抗生素按时按量服用,止咳药最后服用,服后不宜立即饮水,以免冲淡药物浓度而降低药效。用药过程中如果出现不适症状,如皮肤瘙痒或

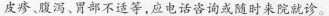

皮疹、腹泻、胃部不适等,应电话咨询或随时来院就诊。

2. 生活知识指导 加强营养,进食高蛋白、富含维生素、易消化的食物,如牛奶、蛋羹类、细软面条、鱼粥、肉粥等;忌食温热生痰食物,如白果、胡椒、龙眼等;多饮水,以便毒素排出;适当锻炼、规律生活、劳逸结合;房间经常开窗通风,保持室内空气新鲜。

3. 疾病知识指导 避免诱因,注意天气变化,及时增减衣服,避免受凉、淋雨、酗酒、吸烟(二手烟)和过度劳累等诱发因素;出院 1 个月以后来医院呼吸科复查;疾病痊愈后择时注射肺炎球菌疫苗。

【方法与过程】

活动一 出院用药指导

1. 案例分析 教师分析案例,点拨出院用药指导。

2. 学生练习 学生 6~10 人一组,练习肺炎患者出院用药指导。

3. 汇报交流 随机抽一组展示。

4. 评价反馈 教师及学生对展示学生进行评价反馈,并指出改进方法。

活动二 出院用药指导和生活知识指导

1. 多媒体演示 多媒体演示生活知识指导。

2. 学生练习 学生 6~10 人一组,练习肺炎患者出院用药指导和生活知识指导。

3. 汇报交流 选择两组进行展示。

4. 评价反馈 教师和学生共同分析比较展示组的优点和缺点,取长补短。

活动三 出院指导(出院用药指导、生活知识指导和疾病知识指导)

1. 多媒体播放 多媒体播放疾病知识指导。

2. 学生练习 学生 6~10 人一组,练习肺炎患者出院指导(出院用药指导、生活知识指导和疾病知识指导)。

3. 汇报交流 分组展示。

4. 评价反馈 评出最优秀组。

【综合演练】

张阿姨,女,45 岁,因淋雨后突然出现畏寒、发热、咳嗽,咳铁锈色痰伴胸痛 1 天,门诊以肺炎收入院。经过住院治疗,患者生命体征恢复正常,咳嗽咳痰症状明显好转,复查 X 线胸片及血常规等检查,均提示患者病情平稳,可以出院。为提高医院医疗护理服务质量,营造更好的服务环境,请征求张阿姨对医院的意见和建议。

【评价要点】

1. 学习态度 是否做到了课前学习相关知识。

2. 技能发展 是否能在教师的指导和同学的帮助下完成出院护理的相关技能。

3. 职业情感 训练过程中是否严谨、认真,体现护士的职业风范。

4. 团队精神 是否积极参与团队活动;团队成员之间是否团结协作、相互指导;是否有集体荣誉感。

5. 评判能力 是否能做到认真比较、分析展示组的优缺点;是否能积极发言。

小链接

XX 病区　出院征求患者意见表

尊敬的先生／女士,为提高本病区医疗护理服务质量,请您利用几分钟填写这份问卷,以提供我们改进的方向。谢谢您的配合与支持!

姓名:　　　性别:　　　年龄:　　　住院天数:　　　电话:

评价内容	很满意	满意	一般	不满意
1. 病区的环境清洁、整齐、安全				
2. 医生的态度亲切热情				
3. 医生及时告知检查原因、结果和病情等情况				
4. 医生耐心解释您的疑问				
5. 护士的态度亲切热情				
6. 护士的技术水平熟练				
7. 护士在您入院当天,详细介绍主管医生、医院环境、住院规章制度等注意事项				
8. 护士在操作前向您解释目的和注意事项				
9. 护士对您提出的需要反应迅速				
10. 出院前,护士向您交代出院注意事项和复诊时间等相关事宜				
11. 您对责任护士的评价				
12. 您对本病区的意见和建议				

　　　　　　　　　　　　　　　　　　　年　　月　　日

【礼仪之星】
请选出班级的礼仪之星和小组中的礼仪之星。

姓名:＿＿＿＿＿＿

（焦平利）

教 学 大 纲

一、课程性质

护理礼仪是中等卫生职业教育护理、助产专业一门重要的公共基础选修课程。本课程的主要内容有护士仪表礼仪、护士行为礼仪、护士言谈礼仪、护士交往礼仪以及护士日常工作礼仪等。本课程的任务是掌握护理礼仪的基本内容以及应用技巧,并能在实际工作中自觉按照礼仪的各项要求恰当地加以运用,体现良好的职业素质,以适应现代社会及护理职业的需要。

二、课程目标

通过本课程的学习,学生能够达到下列要求:

(一)职业素养目标

1. 具有良好的职业礼仪修养。
2. 具有良好的职业素质和行为习惯。

(二)专业知识和技能目标

1. 掌握护理工作中的基本礼仪规范及要求。
2. 熟悉仪容、服饰礼仪的基本要求,能够恰当地进行护理职业形象设计。
3. 掌握护理工作中的交流技巧,并能融洽地进行护患沟通。
4. 能够熟练地将礼仪规范应用于日常护理工作中。
5. 学会处理工作中的常见礼仪问题和危机。

三、教学时间分配

教学内容	学时		
	理论	实践	合计
一、憧憬成为一名护士——护士基础礼仪	4	5	9
二、即将从事护理工作——护士工作礼仪	2	2	4
三、成为一名合格护士——护士工作情景礼仪	3	2	5
合计	9	9	18

四、课程内容和要求

单元	教学内容	教学要求	教学活动参考	参考学时 理论	参考学时 实践
一、憧憬成为一名护士——护士基础礼仪	（一）护士仪表礼仪 1. 礼仪概述 2. 护士仪容礼仪 3. 护士工作服饰礼仪	了解 熟悉 掌握	理论讲授 案例教学 角色扮演 小组讨论	2	
	实践1 头面部妆饰及工作服饰规范训练	熟练掌握	多媒体教学 技能实践		1
	（二）护士行为礼仪 1. 基本行为礼仪 2. 护理工作中的行为礼仪	掌握 掌握	理论讲授 角色扮演 情景教学 多媒体教学	2	
	实践2 基本行为礼仪训练 实践3 护士工作行为礼仪训练	熟练掌握 熟练掌握	技能实践		2 2
二、即将从事护理工作——护士工作礼仪	（一）护士言谈礼仪 1. 言谈的基本礼仪 2. 护理工作中的言谈礼仪	熟悉 掌握	理论讲授 多媒体演示 情景教学 角色扮演 讨论	1	
	实践4 护士接待言谈礼仪训练	熟练掌握	角色扮演		1
	（二）护士交往礼仪 1. 基本交往礼仪 2. 医院内交往礼仪	熟悉 掌握	理论讲授 案例教学 角色扮演 情景教学	1	
	实践5 护士交往礼仪训练	熟练掌握	角色扮演		1
三、成为一名合格护士——护士工作情景礼仪	（一）护士日常接待工作礼仪 1. 接待礼仪 2. 送别礼仪	掌握 掌握	理论讲授 多媒体演示	1	
	（二）各部门护理工作礼仪 1. 门诊护理工作礼仪 2. 急诊护理工作礼仪 3. 手术室护理工作礼仪 4. 病区护理工作礼仪	熟悉 熟悉 熟悉 熟悉	情景教学 角色扮演 讨论 案例分析	1	
	（三）护理操作礼仪 1. 操作前的礼仪 2. 操作中的礼仪 3. 操作后的礼仪 4. 常用护理操作礼仪规范	熟悉 熟悉 熟悉 熟悉	情景教学 角色扮演 讨论 案例分析	1	
	实践6 护士日常工作礼仪训练 实践7 护士综合礼仪素质训练	熟练掌握 学会	角色扮演 技能实践		1 1

五、说明

（一）教学安排

本教学大纲主要供中等卫生职业教育护理、助产和涉外护理专业教学使用,第一学期开设,总学时为 18 学时,其中理论教学 9 学时,实践教学 9 学时。学分为 1 学分。

（二）教学要求

1. 本课程对理论部分教学要求分为掌握、熟悉、了解三个层次。掌握是指对基本知识、基本理论和技能有较深刻的认识,可内化在自己的行动中;熟悉是指能够领会概念、原则、方法的基本内容,并灵活地运用于实际工作中;了解是指对基本知识、基本理论和技能有一定的认识,能够记忆所学的知识要点。

2. 本课程对技能实训部分教学要求分为熟练掌握和学会两个层次。熟练掌握是指能独立、规范、恰当地将护理礼仪规范应用于日常护理工作中,充分体现护士良好的职业素养;学会是指在教师的指导下能遵循礼仪要求,自觉规范职业行为。

3. 本课程采用基于工作过程的项目教学法,重点突出岗位胜任能力,将教学内容安排在任务和活动中,学生通过明确目标、初步调研、制订计划、设计方案、实地操作、检查控制、总结演示、评定反馈等步骤,完成工作行动的完整过程,学习科学的学习方法和与工作情境相关的理论知识,掌握操作技能,学习并形成良好的职业行为规范和职业习惯,发展解决综合问题的能力,充分发挥学生的主体作用。

（三）教学建议

1. 本课程依据护理岗位的工作任务、职业能力要求,强化理论实践一体化,突出"做中学、做中教"的职业教育特色,根据培养目标、教学内容和学生的学习特点以及职业资格考核要求,提倡项目教学、案例教学、任务教学、角色扮演、情景教学等方法,利用校内外实训基地,将学生的自主学习、合作学习和教师引导教学等教学组织形式有机结合。

2. 教学过程中,可通过测验、观察记录、技能考核和理论考试等多种形式对学生的职业素养、专业知识和技能进行综合考评。应体现评价主体的多元化,评价过程的多元化,评价方式的多元化。评价内容不仅关注学生对知识的理解和技能的掌握,更要关注学生在护理工作实践中运用知识与解决实际问题的能力水平,重视护士礼仪职业素质的形成。

中英文名词对照索引

Y

Z

主要参考文献

1. 耿洁.护理礼仪.第2版.北京:人民卫生出版社,2008.
2. 冯开梅.护理礼仪与人际沟通.北京:中国医药科技出版社,2013.
3. 李洁.礼仪是一种资本.北京:北京出版社,2007.
4. 王景华,邹本杰.礼仪修养.北京:北京师范大学出版社,2010.
5. 刘桂英.护理礼仪.北京:人民卫生出版社,2004.
6. 李晓阳.护理礼仪.北京:高等教育出版社,2005.
7. 李晓松.护理学基础.北京:人民卫生出版社,2008.
8. 卢省花,徐玉梅.护理礼仪与人际沟通.武汉:华中科技大学出版社,2013.
9. 赵国琴.护理礼仪.北京:科学出版社,2013.
10. 刘宇.护理礼仪.北京:人民卫生出版社,2006.
11. 黄惠清,钟冬民.护士职业素养.北京:北京大学医学出版社,2010.
12. 赵渊.护士人文修养.北京:高等教育出版社,2005.
13. 梁银辉.护士礼仪.北京:高等教育出版社,2004.
14. 王爱敏.护士礼仪与健康教育.北京:军事医学科学出版社,2007.
15. 张美琴,邢爱红.护理综合实训.北京:人民卫生出版社,2014.
16. 甄矢,邢岩.人际沟通与护理礼仪.北京:人民卫生出版社,2013.
17. 邵阿末.护理学基础.北京:人民卫生出版社,2008.